よくわかる最新療法

病気が治る鼻うがい健康法

体の不調は慢性上咽頭炎がつくる

医学博士
堀田 修

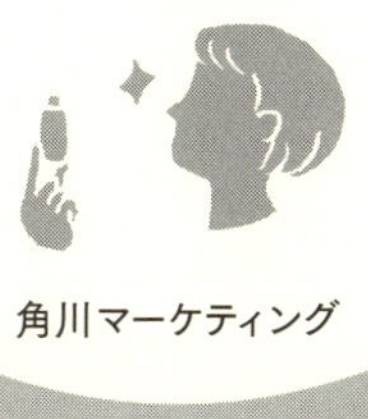

角川マーケティング

はじめに

私は約30年間にわたり、内科医として主に腎臓病の患者さんの診療に携わってきました。

腎臓の病気というと腎結石や腎臓ガンを思い浮かべる人が少なくないと思いますが、これらの疾患は泌尿器科の領域で、腎臓内科医である私が診ている領域は、ネフローゼ症候群や腎炎などの尿をつくる装置としての腎臓の病気です。こうした説明が必要なほど、腎臓内科は循環器内科や消化器内科に比べてマイナーな存在なのです。

さて腎臓内科の説明はこの辺にして、少し腎臓のお話をさせてください。なぜなら、私がこの本のテーマである「上咽頭炎《じょういんとうえん》」という概念に出合ったのも、腎炎の治療がきっかけだったからです。

私の専門はＩｇＡ腎症という腎臓病です。ＩｇＡ腎症とは、腎臓で血液をろ過して尿をつくる糸球体《しきゅうたい》という装置に異常が起きて赤血球やタンパク粒子が尿の中にもれ出し、少しずつ腎臓の機能が低下していく病気です。以前は不治の病といわれ、最終的には腎不全となって透析が必要になっていました。

ところが、20年ほど前に多くの医師や患者さんの協力を得て私たちが考案した、「扁摘パルス」という治療法がこの病気に有効であることがわかり、いまでは早期に発見してこの治療を行えば、ほとんどが治るようになりました。

腎炎は原因不明とされているものが多いのですが、その発症のメカニズムには人間の体の免疫システムが関わっていることも少なくありません。そのため、腎炎を根本的に治療するためには腎臓だけを見るのではなく、その病気を起こしているそもそもの原因を見つけなければならないのです。その原因とは、免疫システムに関わる細菌やウイルスなどが侵入してくる場所、つまり咽喉《いんこう》や鼻で起こっている感染や炎症であり、これについても注意を払わなければなりません。

こうした視点からＩｇＡ腎症の根本的な治療法を思いつき、そして多くの患者さんを根治させる**（病気を治す）**ことができるようになったのですが、その中でどうしてもＩｇＡ腎症の特徴である血尿**（尿に血が混じること。目で見て異常はなくても顕微鏡で見ると尿の中に赤血球がある状態）**が消えない患者さんが20％ぐらいいることに気づきました。

その原因を探している中で見つけたのが、「慢性上咽頭炎《まんせいじょういんとうえん》」という概念です。

この「上咽頭」という、鼻の奥の、まさに、のどちんこの裏側に位置する部位に注目し、患者さんに治療を行うと、不思議なことにしつこく続いていた血尿が消えたり、ネフローゼ症候群**（大量のタンパクが尿に漏れ出て、むくみが生じる腎臓病）**の再発**（治ってはまた症状が出ることを繰り返すこと）**が起こりにくくなったりと、腎臓内科医として、実際の診療で治療効果に手ごたえを感じる現象が次々と起こりました。

このような経験を積み重ねる中で、世間ではほとんど注目されていないこの部位が、免疫疾患**（人間のもつ免疫システムの異常が原因で起こる病気）**において極めて重要な働きをしているのだと、私は信じて疑わないようになっていきました。

加えて、患者さんからは、肩こりがなくなった、頭痛が消えた、花粉症が軽くなった、しつこい鼻づまりがなくなった、風邪をひかなくなったなどの話を聞くようになりました。

「上咽頭」には免疫だけでなく、きっと何かほかにも作用することがあるに違いない。

現代の、症状を軽くするだけの医療では決して治せない、治すことが難しい病気を治すことにつながる鍵が隠されているかもしれない。そのように考え、慢性上咽頭炎について調べ、私なりに新しい治療の形を模索していきました。

私が長年抱き続けている「対症療法ではなく根本治療で疾患の根治を目指す」、つまり痛いときは痛みをとる治療、かゆいときはかゆみをとる治療というような、そのときどきの症状に対応する小手先の治療ではなく、病気を根本から治すという新しい治療の形を、この本でぜひともみなさんに紹介したいと思います。

堀田　修

2011年2月

CONTENTS

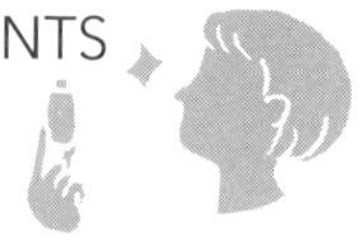

第1章

慢性上咽頭炎との出合い

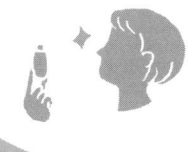

ＩｇＡ腎症は治る病気になった

　私はこれまで約30年間、腎臓内科医として医師や患者さんの協力のもと、治すことが難しいといわれたＩｇＡ腎症の治療に携わってきました。そして、20年ほど前に「扁摘《へんてき》・ステロイドパルス併用療法（**以下、扁摘パルス**）」という治療によって、ＩｇＡ腎症を治すことに成功しました。

　この治療は、炎症を起こしている扁桃を切り取って（**扁桃摘出**）、さらに炎症を抑える作用があるステロイドホルモンという薬（**免疫抑制剤**）を大量に点滴する（**パルス療法**）ことで、腎臓の炎症を抑えるというものです。扁桃を切り取ることで、炎症を起こしているもともとの原因が取り除かれるため、まだ腎臓の傷みが少ない早期の段階であれば、ＩｇＡ腎症を完全に治すことができるようになったのです。

　この本はＩｇＡ腎症の本ではないので、その詳しい経緯は記しませんが、風邪をひいたことがきっかけで、おしっこに血が混じり（**血尿**）、ＩｇＡ腎症になる患者さんをじっくり見ていく中で、多くの患者さんの扁桃にボールペンの先くらいの小さな白い膿の塊（**膿栓**《のうせん》）がついていることに気づきました。

そして、扁桃で起こっている炎症が原因となって腎臓の糸球体に炎症を起こしているのではないか、そう発想したことが発端となって扁摘パルスは生まれました。

ここで簡単にIgA腎症が起こるメカニズムを免疫システムの観点から説明したいと思います。少しややこしいので、飛ばしてしまってもかまいません。

扁桃（**扁桃腺のこと。正式には口蓋扁桃と呼ばれる、のどの奥の両側にある二次性リンパ器官。細菌などの侵入に対して防御する器官の一つ**）に炎症が起きるのは、細菌や風邪のウイルスなどが咽喉に入ると、扁桃の組織（**リンパ組織**）が細菌やウイルスなどの外敵から体を守ろうと免疫反応を起こすからです。この免疫反応の中心を担うのが白血球です。ちなみに、白血球は顆粒球（**ほとんどが好中球**）、マクロファージ、リンパ球からできていて、リンパ球にはBリンパ球、Tリンパ球、NK細胞があり、Tリンパ球はヘルパーTリンパ球とサイトトキシックTリンパ球からできています。

扁桃が細菌やウイルスなどの外敵によって刺激を受けると、白血球の中のヘルパーTリンパ球が激しく反応（**活性化**）して、ほかの白血球（**好中球やマクロファージ、**

Bリンパ球）に「戦闘態勢に入れ」という指令を出します。そして、ＩｇＡ腎症の患者さんでは、戦闘態勢が扁桃だけではおさまらず、遠く離れた腎臓で糸球体を標的とした攻撃が繰り広げられ、好中球やマクロファージが実行犯として暴れて腎臓の組織を破壊します。つまり扁桃に入った病原菌が原因となって、人間のもつ免疫システムに乱れを生じさせて、自分の体、つまり腎臓の糸球体を攻撃し、炎症（血管炎）を起こすのです。これがＩｇＡ腎症です。

さて、指令を受けたもう一つの白血球であるBリンパ球は、ＩｇＡという細胞にくっつくタンパク質（接着分子）をつくり出します。そしてＩｇＡは血流に乗って体をめぐり、腎臓に到着したＩｇＡは糸球体にくっつきます（沈着）。この状態を顕微鏡で見ると、正常な人の糸球体にはほとんど存在しないＩｇＡが、ＩｇＡ腎症の患者さんの糸球体にはたくさん沈着しているのがわかります。ＩｇＡがべったりと沈着した糸球体の状態から、ＩｇＡ腎症と呼ばれるようになりました。

ＩｇＡ腎症になる多くの患者さんの扁桃に白い膿の塊がついていることに気づいた私たちは、この炎症を起こしている扁桃を取ってしまえば、病気の原因を取り除けるのではないか、そして同時に、戦闘態勢にある免疫システムを、炎症を抑える作用があるステロイド剤を大量に与えることでいったんリセット（解除）すれば、自分の体への攻撃をやめさせられるのではないか、と考えついたのです。これが「扁摘パルス」という治療法です。

幸いにも、この治療法はＩｇＡ腎症で悩み苦しむ多くの患者さんたちの福音となり、早期の段階でこの治療を受けた多くの患者さんが次々と治っていき、「いずれは透析」という将来の不安から解放されていきました。

扁摘パルスをしても治らない血尿が消えた！

ところが、その中の20％くらいの患者さんは「扁摘パルス」を行ったにもかかわらず、ＩｇＡ腎症の特徴である血尿が消えないのです。血尿が消えないということは、糸球体にある毛細血管で炎症が続いていることを意味します。それは、扁桃以外のどこかに、まだ糸球体の炎症をひきおこすような原因が残っている可能性を示しています。

その原因を探していたところ、扁摘パルス治療後も尿に血液とタンパクが混じるIgA腎症の患者さんが、大阪から私が勤務していた仙台社会保険病院に転院してきました。2004年のことです。

この方は腎症としてはまだ比較的早期で、尿から血液とタンパクが消えて、その状態を持続する状態、医学用語でいうところの寛解《かんかい》・治癒《ちゆ》が目指せる段階でした。扁桃を摘出しているので、まずは扁桃以外で炎症を起こしている原因を見つけなければなりません。「せっかく仙台まで来てくれた患者さんの願いをなんとしてでもかなえなくては」という思いから、私が以前からIgA腎症の原因の一つと考えていた慢性上咽頭炎《まんせいじょういんとうえん》を疑ってみることにしました。

上咽頭《じょういんとう》とは咽喉《いんこう》の一番上の部分で、鼻の奥の、のどちんこの裏側にある部位（**左イラスト参照**）です。左右の鼻の孔《あな》（**鼻孔**《びこう》）から入った空気は、ここで一つに合流し、進行方向を下向きに変えて、その後、中咽頭、下咽頭、気管、気管支を経て肺に入ります。上咽頭とは、鼻を通過して体の中に取り込まれた空気が最初に通る場所で、空気中に混じっているウイルスや細胞など、さまざまな外敵が侵入する重要な経路です。

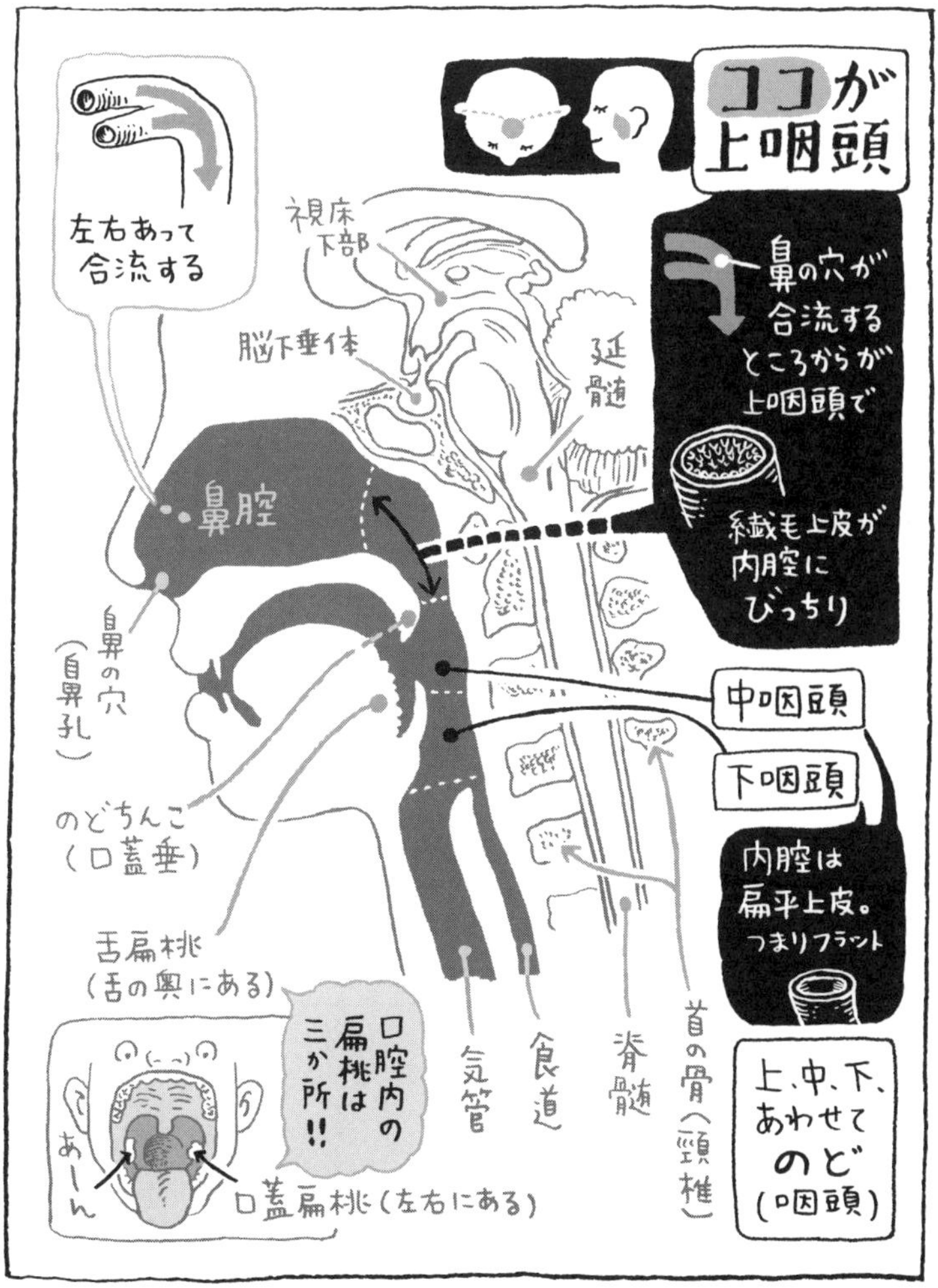
ココが上咽頭
左右あって合流する
鼻の穴が合流するところからが上咽頭で
視床下部
脳下垂体
延髄
鼻腔
繊毛上皮が内腔にびっちり
鼻の穴（鼻孔）
中咽頭
下咽頭
のどちんこ（口蓋垂）
内腔は扁平上皮。つまりフラット
舌扁桃（舌の奥にある）
口腔内の扁桃は三か所!!
気管
食道
脊髄
首の骨（頸椎）
上、中、下、あわせてのど（咽頭）
あーん
口蓋扁桃（左右にある）

慢性上咽頭炎とは、この上咽頭部分が慢性的に炎症を起こしている状態です。あとで詳しく説明しますが扁桃炎と同じように、その炎症が原因で上咽頭から遠く離れた体のほかの部分にも炎症などをひきおこす原因となります。この慢性上咽頭炎をどうやって治療するのかといえば、塩化亜鉛《えんかあえん》という薬を鼻の孔《あな》とのどから直接塗るという簡単なもので、本来は耳鼻科で行う治療です。塩化亜鉛は収斂剤《しゅうれんざい》といわれる薬で、この薬を炎症を起こしているところに塗ることで、直接炎症を焼いて治療します。

さて、本来は耳鼻科で行う治療を内科医の私がすることに若干の抵抗を感じつつも、この患者さんの上咽頭に綿棒を使って0・5％に薄めた塩化亜鉛の溶液を塗ってみました。すると患者さんはたいへん痛がって、さらに綿棒には真っ赤に血液が付着したのです。

「ここが病気の元（原病巣《げんびょうそう》）だ！」と判断した私は、さっそく日ごろからお世話になっている信頼する耳鼻科医に「慢性上咽頭炎の治療をお願いします」という紹介状を書きました。ところがその患者さんを診察した耳鼻科医からは、「上咽頭に異常は認められません。出血したのは強くこすりすぎたためだと思います」というクールな返事が届いたのです。その時点では100％の信頼をおいていた耳鼻科医からの返事は、私にとっては絶対的な回答であり、いきなり冷や水を浴びせられたようなものです。耳鼻科領域では素人である私が出すぎたまねをして、患者さんに苦痛を与えしまったのです。そうそうに患者さんに謝罪しました。

ところが患者さんに謝罪してまもなく、以前からインターネットを通して買い求めていた古書『Bスポットの発見―現代医学が取り残した「難病」の震源地』（光文社カッパ・サイエンス）が私のもとに届きました。

これは1980年代に出版された鼻咽腔炎《びいんくうえん》**（いまでは慢性上咽頭炎といいます）**について書かれた本で、鼻咽腔炎について精力的に研究した堀口申作氏の著書です。さっそくこの本を読み始めると、ほどなくして本の中に、「一見、正常に見える粘膜に塩化亜鉛を塗布すると強い痛みと出血が認められることこそが重要な診断所見であり、塩化亜鉛塗布《とふ》を続け炎症が治まると出血しなくなり塗布の時の痛みもなくなる」という記述を見つけました。

つまり慢性上咽頭炎というのは、目で見るだけでは診断ができず、塩化亜鉛を塗って出血したということが、そこに慢性の炎症があることの証だったのです。

この記述に自信を取り戻した私は、患者さんの了解を得てもう一度、上咽頭に0・5％に薄めた塩化亜鉛溶液を塗り、これを毎日繰り返しました。すると本当に塗布した際の痛みはどんどん軽くなり、2週間程度で血液の付着もなくなったのです。腎臓の糸球体の炎症を抑えるためにステロイド治療も併せて行っていましたが、血尿の程度も次第に軽くなっていき、最終的には尿からタンパクも血液も消えました。

最初は治療に伴う痛みで顔をしかめていた患者さんが、最終的には寛解（**血尿とタンパク尿が消えた状態**）になり、喜んで笑顔で仙台をあとにしたことは言うまでもありません。

予感が確信に変わった慢性上咽頭炎という考え方

こうして慢性上咽頭炎治療に手ごたえを感じた私は、扁摘パルス療法を行ったにもかかわらず血尿が消えない患者さんたちはもちろん、治りにくいほかのタイプの腎臓病患者さんの上咽頭に、塩化亜鉛を塗り始めました。すると驚くことに、ほとんどの患者さんに慢性上咽頭炎が認められたのです。ところが、その治療をしばらく続けていくうちに、さらに興味深いことが次々と起こりました。

ＩｇＡ腎症のしつこく続いていた血尿が消えただけでなく、長年、再発を繰り返してきたネフローゼ症候群の患者さんが再発を起こさなくなったり、さらには頑固な肩こりが軽くなったり、片頭痛がなくなったり、腎臓病だけに留まらずさまざまな症状が改善したという患者さんの声を頻繁に聞くようになったのです。

またある年の春には、慢性上咽頭炎治療を続けていた何人もの患者さんから「先生、今年は花粉症が楽だよ」という思いがけない言葉を聞くことになりました。世間では、花粉が大量飛散しているという報道が連日なされているころでしたので、意外に感じたことを覚えています。というのも、私は腎臓病の治療に加えて上咽頭に塩化亜鉛を塗る治療を続けていただけで、何か新しい花粉症の治療をしたわけではなかったからです。

もちろん、本来の腎臓病の症状については、さまざまな効果を実感していました。

「こうした効果の現われは、上咽頭という部位が免疫システムに関係するとても重要な役割をしているからに違いない」

次第に私はそんな確信をもつようになりました。

そこで私はこの上咽頭という場所（部位）に注目して、数年にわたり私なりに過去の文献をいろいろ調べ、そして日々患者さんを診療する場で、患者さんの了解を取りながら、この治療を実践していきました。その結果、この治療は大変画期的なもので、これまで薬でなんとか症状を抑えてきたような患者さんたちに、薬を飲まなくても済むような状態にまで症状を回復させることもあるということがわかってきました。

アレルギー疾患や慢性の皮膚炎、関節炎、片頭痛、自律神経の調節障害など、治すことが難しく、つねに薬を飲んでいなければならない慢性病に苦しむ人は、いま日本中にたくさんいらっしゃいます。この本で紹介する慢性上咽頭炎の治療は、そのような人たちにこそ、ぜひ試していただきたい治療です。

この治療には人間のもつ免疫システムと自律神経のシステムが深く関わっていますが、そのことについては第3章で詳しく説明しますので、その前に、まず、この治療で元気になった患者さんたちを紹介していきたいと思います。

第2章

慢性上咽頭炎の治療で元気になった患者さんたち

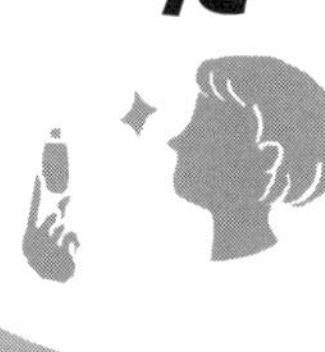

慢性上咽頭炎について詳しくお話しする前に、これまで私が勤務していた病院（当時：仙台社会保険病院）を受診した患者さんで、慢性上咽頭炎の治療で症状が軽減したり、薬などを飲む必要がない状態になったりした症例を紹介しましょう。

症例① 繰り返す咽頭痛

●患者　21歳・女性・Bさん（大学3年生）

●症状　1年ほど前から風邪をひきやすくなり、近ごろは毎月のようにのどが痛くなって発熱もする。3カ月ほど前から手指、手首の関節も痛み出した。

実はBさんは、3年前（高校3年のとき）、学校で行われた尿検査で尿にタンパクが検出され、検査のため当院を受診したことがある。このときの検査ではタンパク、尿潜血（尿に血液がまじっていること）とも陰性（異常なし）、エコー検査では腎臓は正常、血液検査も異常なしで、その時点では少なくとも腎臓には異常はないと判断されていた。当時、血清IgA値も240㎎／dℓと正常範囲であった（正常は300㎎／dℓ以下、IgA腎症では上昇することが多い）。

Bさんの訴えから、のどの炎症が原因となってひきおこされる関節炎**（反応性関節炎）**ではないかと思われました。念のため尿検査と血液検査をしたところ、尿の異常は見つかりませんでしたが、血清IgA値が362mg／dℓと跳ね上がっていました。

Bさんが風邪をひきやすくなったこと、IgA値が上昇したことから、上咽頭や扁桃などの気道粘膜で、タンパク質の一種であるIgA抗体をつくり出しやすくするようなことが起こっていると考えられました。このままこの状態を放置すれば関節の痛みだけではなく、IgA腎症などの自己免疫疾患**（体内の免疫システムが異常をきたし、自分の体に攻撃を始めて病気をひきおこすこと）**が発症する恐れもあります。こうした場合、原因として考えられるのは、口蓋扁桃《こうがいへんとう》と上咽頭の炎症です。

扁桃を摘出するという選択肢もありましたが、Bさんが手術を望まなかったため、まずは上咽頭に0・5％塩化亜鉛溶液を塗布することで、慢性上咽頭炎の有無を確認することにしました。すると綿棒にはべっとりと血液が付着し、激しい慢性上咽頭炎が存在することが明らかになりました。

Bさんが「違和感がある」と訴えたのどの場所は下咽頭でしたが、上咽頭に綿棒で塩化亜鉛の局所治療**（炎症のある部分に薬を直接塗って治療すること）**を行ったところ、「痛いのはそこです！」とBさんは叫んだのです。つまり、痛みの本丸は下咽頭ではなく上咽頭であったということです。

Bさんは遠方にお住まいで通院が困難だったため、治療は2カ月に一度、病院で塩化亜鉛塗布の局所治療を行い、家庭では、強くしみる塩化亜鉛の点鼻は希望されなかったので、刺激がなく、除菌効果の高い微酸性電解水（プレフィア、134ページ参照）での鼻洗浄を朝と晩の1日2回、続けてもらうことにしました。鼻洗浄は、鼻から入れた微酸性電解水がのどに落ちてくる程度の量を目安にしてもらいました。

2カ月後に再診したときには、すでに関節痛は消失していたので、そのまま引き続き鼻洗浄を1日2回続けてもらいました。半年間で治療は終了しましたが、この間、風邪を一度もひかずに過ごすことができ、Bさんは喜んでいました。

上昇していた血清IgA値も徐々に低下していき、半年後には310mg／dℓにまで改善しました。ただ、3年前の値と比べるとまだ高値であり、扁桃の炎症も原因として考えられましたが、関節痛の症状が消失したので、本人が望まぬ扁桃摘出手術は行わずに経過を見ることにしました。

Bさんのように、慢性上咽頭炎を治療することで軽快する関節炎は少なくありません。古い論文ではありますが、耳鼻咽喉科医の岡田らは上咽頭炎の治療で改善した関節リウマチ患者約20例を報告しています（日耳鼻 79:878-890, 1976）。

症例② アトピー性皮膚炎

●患者　17歳・女性・Cさん（高校3年生）

●症状　3年ほど前からアトピーが悪化。学校でのトラブルが引き金になったようで、精神的ストレスもたいへん強い様子だった。皮膚科に通院していたが、顔面のアトピーは改善せず、ステロイド入り軟膏の使用も拒否。

初めて私の外来を受診したCさんに、「表情が暗いな」という印象をもちました。年ごろの女性の、まして顔に広がったアトピー性皮膚炎が、その暗い表情をつくっている原因であると思われました。ステロイド入り軟膏の治療は嫌だということだったので、さっそく上咽頭に0・5％の塩化亜鉛溶液を塗布してみました。すると綿棒に血液がべっとりと付着し、強い慢性上咽頭炎があることが見て取れました。

Cさんは週1回の通院が可能であったので、週に1度、0・5%の塩化亜鉛の塗布治療と、塩化亜鉛0・5%溶液の点鼻を1日2回、朝と晩に続けることにしました。点鼻する分量は、鼻から入れた塩化亜鉛溶液がのどに落ちてくる程度を目安としてもらいました。すると3週間ほどで、顔のアトピーは見違えるほどに改善したのです。

治療開始当初、Cさんの慢性上咽頭炎はかなり強く激しいものでしたが、治療を続けるうちに綿棒に血液が付着しなくなり、塗布治療時に感じる強いしみと痛みもどんどんと軽くなっていったのです。さらに治療を続け、アトピー性皮膚炎の症状が改善してくると、Cさんの表情もどんどん明るくなっていき、受診のたびに、かわいらしい笑顔を見せてくれるようになりました。

週1度の通院と家での1日2回の塩化亜鉛点鼻を2カ月ほど続けた後、通院が途絶えましたが、治療開始が夏休みだったこともあり、「学校も始まり忙しくなったのだろう」と解釈し、日常の診療に忙殺されてCさんのことは頭から消えていきました。

再びアトピーが悪化して、私の前にCさんが現われたのは、それから4カ月後のことでした。いったんは改善したCさんのアトピーでしたが、また以前のように悪化していたのです。そしてまた、以前の暗い表情のCさんに逆戻りしていました。

幸いCさんと私の間の信頼関係は、前回の通院を通じて構築されていましたので、今回はCさんの生活環境についても詳しく話を聞くことができました。そして、学校での人間関係のストレスが、かなり強いものであることを知りました。

上咽頭に塩化亜鉛を塗布すると、最初のときのように綿棒に血液がべったりと付着し、Cさんはかなり強いしみを感じたようです。そしてまた前回と同じ治療を続けたところ、前回同様、慢性上咽頭炎の症状が軽快するのに伴いアトピー性皮膚炎も、Cさんの表情も改善しました。その後も強いストレスがあると上咽頭炎が悪化するので、そのつど、塩化亜鉛治療を行うことで改善しています。

Cさんの場合、極度の精神的なストレスそのものが慢性上咽頭炎を悪化させ、その結果アトピーが悪化したものと考えられます。上咽頭の天蓋部（上方の壁）は脳のストレス中枢である視床下部とは比較的近い位置にあって（17ページイラスト参照）、上咽頭がストレスに影響を受けやすいことが想像できます。Cさんの症例は、まさにこうした上咽頭の特徴によってひきおこされたものと考えられます。

症例③　掌蹠膿疱症《しょうせきのうほうしょう》

●患者　52歳・女性・Dさん、愛煙家

●症状　15年ほど前より掌蹠膿疱症に悩まされる。ビオチン（ビタミンB_7：体内で抗炎症物質をつくることによってアレルギー症状を緩和する作用があるとされる）の内服はすでに経験済みだが効果はなかった。のどにものがつかえたような感じがあり、朝方に痰と咳が出ることを自覚している。

掌蹠膿疱症とは、手のひらと足の裏に左右対称性に無菌性の膿疱《のうほう》ができて、悪くなったり、良くなったりを繰り返しながら、次第に発赤《ほっせき》（**皮膚が赤くなる**）と角化《かくか》（**角質化して硬くなる**）をきたす原因不明の慢性皮膚疾患です。極めて治りにくく、50代以降の中年層によく発症し、とくに女性の割合が多い病気です。治療法は扁桃摘出やビオチンの内服が有効とされています。

Dさんはすでにビオチンを内服していましたが効果はありませんでした。つねにのどにものがつかえたような感じがあって、加えて、朝方に痰と咳が出ると訴えました。

そこで私は、Dさんに扁桃摘出をすすめたところ、「手術は怖い」ということでしたので、まずは慢性上咽頭炎があるかどうかを調べることにしました。

いつものように0・5%の塩化亜鉛溶液をDさんの上咽頭に塗布したところ、綿棒にはべったりと血液と膿が付着しました。Dさんは痛がって、目には涙があふれていました。私が上咽頭炎の塩化亜鉛塗布治療を始めたのは6年ほど前からですが、いつしか、この治療をした後に「ごめんなさいね」と言う癖がついてしまっています。それほど患者さんは痛がりますし、涙を流す人もいます。

Dさんには、家庭でも1日2回、朝と晩に塩化亜鉛0・5%溶液の点鼻をするように指導して、1週間後に再び受診してもらうことにしました。

初めて塩化亜鉛の治療を受けた患者さんを送り出した後、思うことがあります。

「症状の改善を自覚しなければ、患者さんにお会いするのは今日が最後だろうな」

私は約30年間にわたり多くの腎臓病の患者さんを治療して、それなりの経験を積み重ねてきたからこそ、腎臓病に関しては私が選んだ治療の成果を、患者さんごとにかなりの精度で予測することができます。

ところが、扁桃や上咽頭の炎症がひきおこすさまざまな病気を治療する際の壁、とも言えることですが、「慢性上咽頭炎が関係している掌蹠膿疱症がある」ことはおそらく間違いのない事実ですが、「すべての掌蹠膿疱症患者さんの原因が慢性上咽頭炎ではない」こともまた、まぎれもない事実なのです。つまり、目の前の患者さんの掌蹠膿疱症が、慢性上咽頭炎を原因にするものであるのかどうかは、慢性上咽頭炎を治療してみないとわからないということです。

また慢性上咽頭炎がある場合、塩化亜鉛塗布治療は、患者さんにはそれなりに辛い治療であることも残念ながら間違いのない事実です。ですから、患者さんにとって、その治療の辛さが小さなことに思えるような治療効果があって初めて、患者さんは再び治療を受けるために私のところへやって来てくれるのだと思います。

うれしいことに、Dさんはニコニコしながら1週間後、外来にやってきてくれました。塩化亜鉛治療開始後の経過が良かったのです。2回目の塩化亜鉛塗布をしたときは、血液の付着はごく軽度で、しみも初回に比べると軽度になっていました。約3カ月間、週に1度の塩化亜鉛塗布と1日2回の塩化亜鉛の点鼻治療を続けたのち、Dさんの掌蹠膿疱症は薬が必要ないほどに回復（**寛解**）しました。

その後、ストレスなどが重なって体調不良になると、手のひらにわずかな膿疱《のうほう》が出ることがありますが、そのつど、慢性上咽頭炎治療をすることで消えています。

症例④　潰瘍性大腸炎

●患者　26歳・男性・Eさん

●症状　Eさんは12歳のときに潰瘍性大腸炎を発症して以来、10年以上にわたり血便、下血に悩まされ続けている。下血がひどくなるとステロイドを服用して炎症を抑えるが、ふだんは飲み薬のメサラジン（商品名ペンタサ）を服用している。しかし仕事が忙しくストレスがたまってくると、再び下血の症状は悪化してしまう。

潰瘍性大腸炎は原因不明の大腸粘膜の慢性炎症で、大腸にびらん（ただれ）や潰瘍ができる治療が難しい疾患として厚生労働省の特定疾患に認定されています。厚生労働省の調査によると、全国で約10万人の潰瘍性大腸炎の患者さんがいるといわれ、毎年約5000人ずつ増加しています（平成20年度特定疾患医療受給者証交付件数より）。

30歳以下の若い成人に多く発症し、下痢、粘血便《ねんけつべん》、腹痛などの症状があります。また心理・社会的ストレスで発症したり、悪化したりすることが知られている病気です。

Eさんは製薬関係の仕事に就かれています。そもそも私を訪ねてこられたのも、仕事上の用件があったためでした。その訪問時、たまたま雑談で慢性上咽頭炎の話をしていると、突然Eさんは10年以上も潰瘍性大腸炎で難儀していると訴えられたのです。

Eさんの話を詳しく聞いていくと、日ごろからかなりの頭痛もちで肩こりもひどいと言います。そこで、「もし慢性上咽頭炎があったら治療してみますか？」と伺ったところ、「ぜひに！」ということでしたので、早速0・5％塩化亜鉛溶液の上咽頭塗布を試みました。すると綿棒にはべったりと血液が付着し、すごくしみたようで、痛がりました。Eさんの潰瘍性大腸炎に、慢性上咽頭炎がどの程度関与しているのかはわかりませんでしたが、Eさんには激しい慢性上咽頭炎があり、少なくとも頭痛と肩こりにはこのひどい慢性上咽頭炎が関連している可能性が高いと思われました。

Eさんの職場は東京で、仙台へは出張で来られたということもあり、都内で慢性上咽頭炎治療を専門にしている耳鼻科医を紹介し、通院することをすすめました。さらにEさんには明らかに口呼吸（鼻ではなく口で呼吸する。149ページ参照）の習慣があったため、口呼吸を直す口の周囲の筋肉を鍛える体操も指導しました。

それから3カ月後、再びEさんにお会いする機会がありましたので、治療の効果を尋ねてみました。すると、肩こりと頭痛がなくなっただけでなく、それまでしばしば出ていた血便がすっかり消えたという、うれしいご返事をいただきました。Eさんは週に1回程度の通院で1％の塩化亜鉛溶液を塗布し、毎日寝る前に口呼吸を直すための体操をしたといいます。

大腸ファイバーで大腸炎の改善具合を確認したわけではありませんが、潰瘍性大腸炎が改善していることは明らかなようでした。そして私がいちばん印象的だったのは、Eさんが見違えるほどはつらつとした明るい表情の好青年になっていたことでした。

『Bスポットの発見』の著者である堀口氏も、かつて慢性上咽頭炎治療が潰瘍性大腸炎に効果があるということを報告しています。私も、これまでにEさん以外にも数例の比較的軽症の潰瘍性大腸炎の患者さんに慢性上咽頭炎治療を行っていますが、いずれの場合も症状は軽くなっています。症例が少なく、潰瘍性大腸炎に対する慢性上咽頭炎治療の評価は現段階ではできませんが、少なくとも、慢性上咽頭炎治療で改善する症例が一部に存在することは確実であるように思います。

症例⑤ ネフローゼ症候群

●患者 23歳・男性・Fさん

●症状 16歳のときにネフローゼ症候群（尿に多量のタンパクが出て、体にむくみが出る病気）を発症。地元の青森の病院で腎生検（腎臓の組織を少し採取して検査する）を行い、治療の難しい難治性の巣状《そうじょう》糸《し》球体《きゅうたい》硬《こう》化《か》症《しょう》の診断がくだり、ステロイド剤と免疫抑制剤などの治療を受けたが十分な改善は得られなかった。18歳のときに進学で仙台へ転居され、私の外来へ紹介されてきた。初めて会ったとき、肌はかさかさ。小学生低学年のころからひどいアトピー性皮膚炎があったという。また通年性のアレルギー性鼻炎もあり、鼻声であった。

私たちの病院に転院されてきたときの、Ｆさんの１日のタンパク尿排泄量は３ｇを超えていました。そこですぐに入院してステロイドパルス療法を行いました。

また、Ｆさんは子どものころから扁桃炎を繰り返し起こしていたというので、扁桃摘出手術も行いました。扁摘パルス治療の結果、タンパク尿の排泄量は１ｇ程度までは減少したのですが、残念ながら陰性化（**正常値**）には至りませんでした。

パルス療法を行った結果、アトピーもアレルギー性鼻炎もいったんはかなり改善し、Fさんもたいへん喜びました。ところがステロイドを減量するにつれて、再び少しずつ悪化していき、かゆみのために外来の診療中でも体をボリボリかくようになっていました。加えて鼻炎による鼻声も、元に戻ってしまいました。

私のこれまでの経験では、腎炎やネフローゼ症候群の患者さんで鼻づまりが続いているほとんどの人に、強めの慢性上咽頭炎が存在します。

ステロイドを減量してもタンパク尿排泄量は1g程度で持続していましたが、アトピーと鼻炎が悪化したこともあり、私は慢性上咽頭炎を疑いました。そこでFさんの了解を得て、0・5%塩化亜鉛溶液塗布を行うと案の定、Fさんには激しい慢性上咽頭炎が認められ、塗布した綿棒には血液がべっとりと付着しました。そして、この塗布治療によって、Fさんが強い痛みを感じたことは言うまでもありません。

Fさんの通院は2カ月に1度であったため、自宅で0・5%塩化亜鉛溶液の点鼻をのどに落ちる程度の分量で1日2回、朝と晩にしてもらうことで、慢性上咽頭炎の治療を続けることにしました。最初のうちは塩化亜鉛点鼻でもかなりしみて痛みもあったようですが、治療を続けるうちにだんだんしみなくなり、2カ月後の外来受診時には、0・5%塩化亜鉛溶液の塗布を行っても綿棒に血液がつかなくなりました。半年後には、0・5%塩化亜鉛溶液塗布によるしみも痛みもほとんどなくなっていました。

うれしいことに慢性上咽頭炎治療を開始したのち、タンパク尿の排泄量は徐々に減少していき、約1年後には完全に陰性化しました。ちなみに、ステロイドは1年半あまり投与しましたが、ステロイドを中止した後も現在に至るまで3年間、タンパク尿は陰性のままです。

また、注目すべきことに鼻炎とアトピーも見違えるほどに改善しました。ステロイドをやめたにもかかわらず、です。現在も3カ月に1度の通院は続けていらっしゃいますが、もはやFさんが外来で診療中に体をボリボリとかく姿は見られません。

症例⑥　IgA腎症

●患者　30歳・女性・Gさん

●症状　9年前に会社の健康診断で血尿が、さらに1年後の健康診断では血尿に加えてタンパク尿も見つかったが、微量であったため定期検査をしながら様子を見ていくことになった。ところがその後、タンパク尿の排泄量が増加したため、2年前、地元大阪の病院で腎生検を受けたところ、4段階中、進行度3のIgA腎症の診断が確定。扁摘パルスの治療を受けたが、2年経った現在も尿潜血の改善が見られずにいる。

Gさんが私の外来に来られたときは、タンパク尿が1g/日から0・3g/日に改善したにもかかわらず、尿潜血（**尿に血液がまじること**）がまったく改善しないという状態でした。腎症が進行してしまった症例では、尿をつくる糸球体の膜がすでに障害を受けてザルのようなスカスカの状態になってしまっているため、扁摘パルスをしてもタンパク尿は完全には消えないことが多いのですが、Gさんはそうした状態に加え、尿潜血も消えないため、その原因を探しに紹介されてきたのです。

IgA腎症の血尿の原因は、糸球体血管炎により糸球体の血管が破れるために起こります。たとえ腎症が進行した症例であっても、扁摘パルスは糸球体血管炎を完全に消滅させる治療であるため、治療後2年も経過すれば、約8割の患者さんの血尿は陰性となります。ところが、Gさんはそうはならなかったのです。

Gさんの場合、尿潜血が消えない原因として、①扁桃の取り残し（遺残《いざん》扁桃）、②慢性上咽頭炎の二つを考えました。

まずGさんの口蓋扁桃をチェックしたところ、口蓋扁桃はきれいに摘出されており遺残扁桃はありません。そこで2番目の原因として考えられる慢性上咽頭炎の有無を、0・5％塩化亜鉛溶液の塗布によって確認してみました。すると案の定、Gさんの上咽頭には強い炎症が認められたのです。

Gさんが大阪在住であるため、通院治療ではなく、約20日間入院していただき、1日1回の0・5％塩化亜鉛溶液塗布による慢性上咽頭炎の徹底した治療と、追加の3日間連続のステロイドパルスを休みを入れながら3回行いました。その結果、血尿もタンパク尿も消失させることができました。

その後、Gさんに再び血尿とタンパク尿が出ることはなく、追加のステロイド内服は必要ありませんでした。

第3章

慢性上咽頭炎が起こる原因

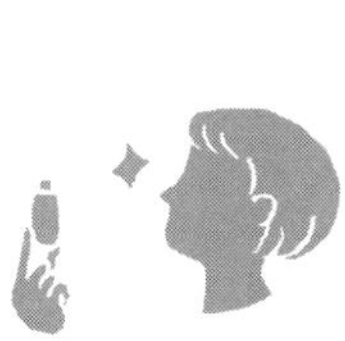

慢性上咽頭炎に興味をもったきっかけ

第2章で紹介した患者さんたちは、私が慢性上咽頭炎の治療を施し、そして症状が改善した方たちのほんの一部です。そして読者のみなさんは、「上咽頭に慢性的に起こっている炎症」を治すことで、これまで治らないとされてきた病気や、一生薬を飲み続けなければならないような病気に、劇的な効果がある場合があることをわかっていただけたと思います。

それではこれから、慢性上咽頭炎について詳しくお話ししていきたいと思いますが、その前に、そもそもなぜ私がこの鼻の奥の炎症に興味をもったのかについて、少しお話ししましょう。

腎臓病の患者さんの話をよく聞くと、花粉症や副鼻腔炎《ふくびくうえん》（蓄膿）などがなくても「なんとなく鼻の奥の調子が悪い」「いつも鼻がつまっている感じがする」「のどの奥に違和感がある」と自覚する人が多いことに以前から気づいていました。また、こうした自覚症状をもっている人には腎炎のみならず、関節リウマチ、気管支喘息、膠原病などの自己免疫疾患（**免疫システムの乱れによって、白血球が自分の体を攻撃することで起きる病気**）を患っている人が少なくない、ということも実感としてわかっていました。

ところが今日の医療では臓器別、分野別の専門性がどんどん重要視される傾向にあり、日常の診療で、リウマチ専門医や呼吸器専門医、腎臓専門医が、のどや鼻の調子を患者さんに問いかけることはほとんどありませんし、患者さんも、のどや鼻の症状が自分の病気と関係しているとは思ってもいないので、こうした症状は患者さんを診療する際にはなおざりにされてしまっています。

患者さんによっては自覚症状が気になるからと耳鼻咽喉科の専門医を受診する人もいるでしょう。ところが、たとえファイバースコープで検査しても「とくに異常はありませんね」と医師から説明されるのがおちです。なぜなら、鼻の奥の、のどちんこ（口蓋垂《こうがいすい》）の裏にある上咽頭の慢性炎症を、肉眼で判別することはたいへん難しいからです。

かくいう私も、日常の診療で多くの患者さんを診ていることの積み重ねと、風邪をきっかけにＩｇＡ腎症が悪化する患者さんが少なくないことから、鼻の奥の部位が人間の免疫システムにおいて何らかの役割を果たしているのではないか、ということをうすうす感じてはいましたが、どうも確証が得られずにいました。

そんなときIgA腎症の治療でお世話になっていた耳鼻科医であり、20年来の友人の仙台日赤病院耳鼻咽喉科部長松谷幸子先生が「鼻咽喉の役割―文献的考察」（山野辺守幸、重野鎮義：耳展 47:460－464，2004）という論文を紹介してくれました。この論文こそが、私が上咽頭炎＝鼻咽腔炎《びいんくうえん》という概念を知るきっかけとなったのです。

この論文を読んで、①1960年代に鼻咽腔炎と全身諸疾患の関連について、堀口中作東京医科歯科大学耳鼻咽喉科教授を中心に数多くの報告がなされたこと、②肩こり、鼻咽喉違和感、鼻閉、胃部不快感、便不整、めまいなどは鼻咽腔炎が関与するひとくくりの「鼻咽腔症候」とみなすことができること、③上咽頭は、生物の胚（**誕生の前の状態**）の発生について研究する発生学的に見れば、内胚葉からできていて、空気の通り道である気道の一部であると同時に、胃や腸などと共通の性格をもっている可能性があることを知りました。ちなみに、内胚葉とは内側の細胞層で、発達して消化管の主な部分を形づくります。一方、外胚葉とは外側の細胞層で、ここからは主に皮膚や神経系、感覚器などがつくられ、鼻腔は外胚葉からできています。

また、この論文により堀口氏が、鼻咽腔炎治療は自己治癒能力（**薬などを使わずとも、人間が本来もっている力で病気を治す能力**）を向上する医療であると考えていたことも同時に知りました。この考えは、私のこれまでの臨床経験に照らし合わせても実に腑に落ちるものでした。と同時に、なぜこれほどまでに重要な事実が広く世の中に受け入れられずに霧散してしまったのかということに興味を覚えました。

上咽頭炎とは何か

ここで上咽頭炎について簡単に説明しましょう。

上咽頭炎には①急性上咽頭炎と②慢性上咽頭炎があり、一般的に認識されているのは、風邪をひくことで生じる①の急性上咽頭炎です。

急性上咽頭炎は、上咽頭に細菌が付着して、上咽頭細菌叢《じょういんとうさいきんそう》という病原微生物の集まりができることで起こり、一般には風邪と呼ばれます。この細菌叢のうち、肺炎球菌、インフルエンザ菌、モラクセラ・カタラーリスの3つが風邪をひきおこす代表的な細菌で、これらの細菌が上咽頭で増殖していくと、のどの痛み、鼻水、咳などの症状のほかに、中耳炎や急性副鼻腔炎を発症します。

こうした急性の炎症で、原因が細菌感染である場合は抗生剤が効きます。そして、多くの医師は上咽頭の炎症というとこの急性炎症の状態を考えます。しかし、堀口氏が報告した鼻咽腔炎は②の慢性上咽頭炎のことで、急性上咽頭炎とは異なるものです。

第1章で、塩化亜鉛を塗って出血した慢性上咽頭炎があると思われる患者さんの治療を耳鼻科医にお願いしたら、「強くこすりすぎたため」「見たところ、上咽頭には異常は認められない」という返事をいただいた、とお話ししたとおり、ファイバースコープを入れて見ただけでは、上咽頭の慢性の炎症を見つけるのは困難です。さらに慢性の炎症は耳鼻科医の多くが認識していない炎症状態であり、抗生剤では治せない炎症なのです。

②の慢性上咽頭炎が起きる原因として、私は⑴ウイルスや細菌などの感染、⑵自律神経による影響の二つを考えていますが、大事なことは、この慢性炎症は抗生剤や抗菌剤などでは治せない炎症であるということです。この炎症を治すためには、堀口氏が行っていたように塩化亜鉛の塗布で炎症を焼くのがいちばんの治療法となります。

では、なぜ慢性上咽頭炎には抗生剤や抗菌剤が効かないのでしょうか。

その理由は人間の免疫システムが大きく関わっています。そこでこの章では、慢性上咽頭炎が起きる原因について、私なりに調べてわかったことについてお話ししていきたいと思います。少し難しいお話ですので、飛ばして第4章に進んでいただいてもかまいません。

ヒポクラテスの時代から気づかれていた病巣感染

まず、慢性上咽頭炎が起きる原因の一つとして挙げたウイルスや細菌などの感染、つまり「病巣感染」についてお話ししていきましょう。

病巣感染とは、体のどこかに細菌などに感染した場所（病巣）があって、それが原因で感染した場所とは違う、離れた場所に病気が起きることです。

たとえば、第1章で説明したＩｇＡ腎症と扁桃炎の関係がこれにあたり、扁桃はＩｇＡ腎症における原病巣になります。ですから、ＩｇＡ腎症は炎症を起こしている扁桃を摘出することが有効な治療となるのです。

こうした病巣感染の考え方は、古くは医学の父といわれるヒポクラテス（紀元前4

60年〜紀元前377年）の時代からありました。

ヒポクラテスは迷信や呪術が幅を利かせていた原始的な医学を、科学としての医学へ発展させた古代ギリシア時代の医師です。「何一つ見逃すな」という彼の厳しい言葉からもわかるように、病気を治そうという目で患者さんを診ること**（医療的観察）**を重視するのが彼の考えでした。

ヒポクラテス医学の特質として次の5つが挙げられます。
①普遍性よりも個体性**（特殊性）**
②理論よりも経験を重要視
③観察と記録の重要性
④自然治癒力の尊重
⑤ヒポクラテスの誓い**（医療の倫理）**
簡単に言うならば、
①一般的で当たり前と思われている症状よりも個々の患者さんの症状のほうが大切である。
②教科書で学んだことよりも、実際の診療の場**（臨床の現場）**で学んだことのほ

うが重要である。

③治療中の患者さんの変化をよく見て、それをきっちりと記録しておくこと。

④薬などに頼るのではなく、患者さん自身がもっている免疫力と病気を治そうという力を尊重すること。

⑤医師として倫理観をもち、患者さんの健康と生命を第一として任務につくこと。

ということになるでしょう。

ヒポクラテスはこの5つを実践することによって、のどの病気と関節リウマチとの関係を見出したとされていますが、これらの重要性は現代の医療現場においても色あせることはありません。

100年前に世界を席巻した病巣感染

さて、ヒポクラテスの時代からあった病巣感染という考え方が、実際に世間に広く知れわたったのは20世紀の初頭になってからで、具体的には、扁桃と歯の二つが注目されました。

とくに歯については、1911年に英国の医師W・ハンターが『ランセット』という権威ある医学雑誌に「病気に罹った歯は、そこから排出される細菌によって遠く離れた部位に二次的に病変（病気）を生じさせる」という口腔敗血症《こうくうはいけつしょう》（Oral Sepsis）説を発表し、「アメリカの歯科医師は不潔な冠やブリッジを製作して、全身的に病気をつくる罪人だ」と激しく糾弾したことがきっかけとなり、欧米で注目されるようになりました。

さらに1916年には米国の内科医F・ビリングスは動物実験などを通じて病巣感染（Focal Infection）説を提唱し、病巣感染を起こす中心的な部位は扁桃（**扁桃病巣感染**）と歯（**歯性病巣感染**）であるとしました。つまり、虫歯や扁桃炎があると、全身、あちらこちらに病気をひきおこす可能性があると考えられたのです。

これらの説は、当初は狂信的な支持を得ました。その結果、虫歯を放っておくと溶《よう》連菌《れんきん》などの細菌感染によって、心臓病や敗血症などの重篤な病気をひきおこす恐れがあるとされ、どんどん歯が抜かれていったようです。イギリスではどんどん抜歯された結果、40歳以上の2人に1人が1本も歯がない状態であったとされています。また当時の記録によれば、米国ボストンの、ある大きな教育病院に1920～1930年の間に入院した患者さんの半数は、病巣感染治療のために歯がすべて抜かれ無歯の状態であったと記されています。

このように一時期、病巣感染という概念は欧米でたいへん大きな注目を集め、活発な議論が交わされました。そして心疾患、腎疾患、胆嚢炎《たんのうえん》、消化性潰瘍《しょうかせいかいよう》などの内臓疾患から関節炎、皮膚炎、神経疾患に至るさまざまな疾患に、病巣感染症という考え方が当てはまると考えられたのです。

しかし当時は免疫学が未熟で、現在の「病巣に侵入したウイルスや細菌などに刺激されたリンパ球や抗体が血流に乗って体中を移動して、遠く離れた場所で病気を起こす」という考え方はなく、あくまでも「病巣感染の原因となった細菌やその毒素が離れた臓器に到達して、直接病気を起こす」と考えられていました。人間の免疫システムについては、56ページで詳しくお話ししますので、先に進みましょう。

この仮説を証明するためにさまざまな実験が行われましたが、当時は、免疫システムもまだ解明されていなかったこともあり、すでに医学界では主流の考え方となっていた「疾病《しっぺい》の局在論《きょくざいろん》」を覆《くつがえ》すまでには至りませんでした。

「疾病の局在論」とは、近代医学の祖と称せられるフランス人医師ビシャ（1771

〜1802年）が提唱した考えで、「われわれ人間の体の組織には、それぞれ特有の性質があり、その組織、たとえば胃、腎臓、皮膚などが病気に冒された場合には、それぞれの組織特有の病変を表わす」という考え方です。つまりビシャは、ヒポクラテス以来の「病気は体全体を観察することで理解し、体全体を治療する」という「疾病の全体論」という考え方ではなく、「病気は組織だけに表われる」という「疾病の局在論」という考え方を提唱し、その考えがあっという間に医学界の主流となっていきました。

ちなみに、現在の臓器別の医療はこのビシャの考えの上に成り立っています。

こうした背景もあり、一世を風靡した「病巣感染説」そのものに異を唱える研究者も多く現われ、結局1940年代から始まった細菌を直接殺す「抗生剤治療」の普及とともに「病巣感染説」は医学の表舞台から姿を消していきました。

そしてハンターらによって、一時激しく糾弾されたアメリカ歯科学会は、信頼の回復と歯科学の発展のために懸命な努力をし、ついに1951年、米国歯科学会誌「*Journal of American Dental Association*」6月号の全51ページを使って、虫歯とそのほかの病気にはなんら関連性はない、という病巣感染説の否定を行い、この論争に終結宣言をしたのです。

このような歴史から、欧米では病巣感染症という概念そのものが医学教育の現場からも半世紀以上にわたり忘れ去られ、今日に至っています。しかし、近ごろではまた、歯周病と流産の関係、歯周病と冠動脈疾患の関係などが指摘されており、病巣感染という考え方が見直され始めた兆しはうかがえます。

一方、日本では、病巣感染論争の終結宣言が出た1951年はまだ戦後の混乱期であったため、医学界で病巣感染説の火がすぐに消えることはありませんでした。とくに扁桃に関心の高い耳鼻科医の間で病巣感染説の考えは引き継がれていったのです。実際に1970年代まで、繰り返し扁桃を腫らして熱を出しているような子どもには、盛んに扁桃摘出が行われました。また一部では、扁桃を切れば成績が上がる、身長が伸びるといったようなことまで期待されて、摘出手術が行われていたということもあったようです。

しかし1970年代になって、扁桃摘出によってポリオ（**小児まひ・急性灰白髄《きゅうせいはいはくずい》炎《えん》**）に対する免疫反応（**抗体反応性**）が低下する（**その後の検証で実際には抗体反応性は低下しないことが証明されました**）といった批判的な報告が相次ぎました。加えて、それまでのなんでもかんでも扁桃が原因と考え、摘出していったことに対する反動もあり、１９８０年代以降、病巣感染の除去を目的とした扁桃摘出は、手のひらに膿のような皮膚炎ができる治療困難の掌蹠膿疱症《しょうせきのうほうしょう》以外の病気ではほとんど行われなくなりました。しかし、２０００年代になり睡眠時無呼吸症候群やＩｇＡ腎症の扁摘症例の増加などによって、扁桃摘出の手術件数は全国的に再び微増傾向にあります。

上咽頭で何が起こっているか

以上が病巣感染の歴史ですが、ここでもう一度、上咽頭に話を戻したいと思います。なぜ私が慢性上咽頭炎を「病巣感染」の原因の一つに挙げたのかといえば、原病巣として指摘された扁桃や歯に、この上咽頭も加えられると考えるからです。

上咽頭という部位は、鼻の奥、のどちんこの裏側に位置します。そして鼻の孔《あな》から入った空気が鼻腔《びくう》を抜けて方向を下向きに変える場所で、空気が滞留しやすくつねにじめじめしていて、細菌やウイルスに感染しやすい場所です。一方で、空気の通り道である鼻腔と上咽頭には、入ってきた空気を加温、加湿、浄化する作用があります。つまり、鼻から取り入れた空気は、どんなに冷たくても上咽頭を通るときには31～34

度に調整され、気管に達するときには体温に近い36度にまで加温されています。同時に湿度の調節も行われていて、上咽頭で湿度80～85％、下気道では95％になるとされています。

また上咽頭の表面は鼻腔や気管と同じように、繊《せん》毛《もう》円《えん》柱《ちゅう》上《じょう》皮《ひ》細胞《さいぼう》（**以下、繊毛上皮細胞**）で覆われています（**写真参照**）。この繊毛はつねに口の方向に向かって動いています。そして繊毛上皮細胞の表面からは絶えず粘液が分泌されていて、ほこりや細菌などの外からの異物を押し流し、痰として排出する働きをしています。

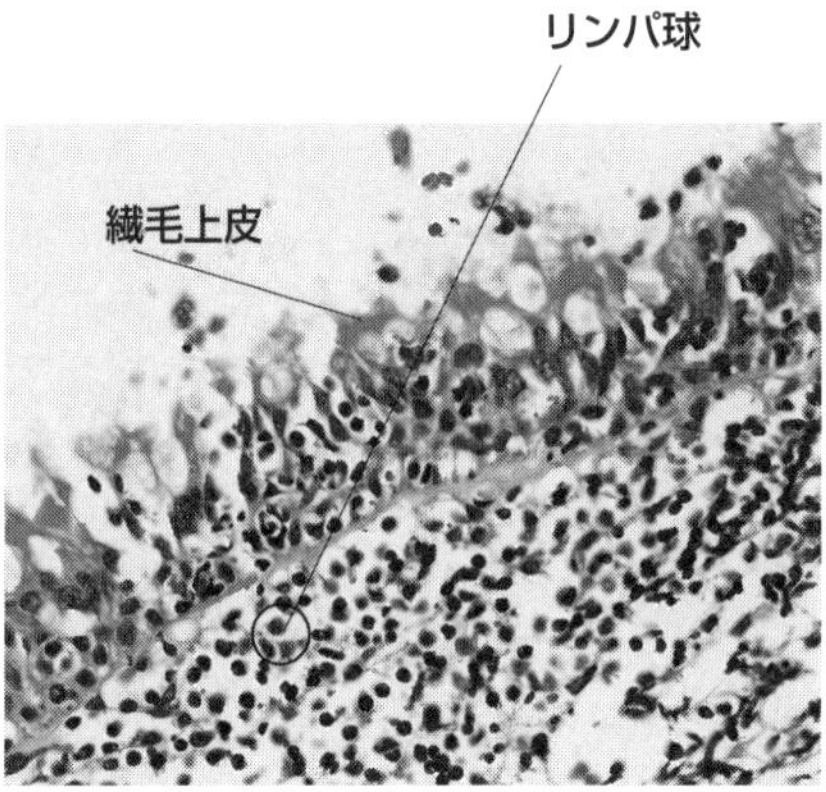

上咽頭の表面。繊毛上皮の間に多数のリンパ球が入り込んでいる

ちなみに中咽頭、下咽頭は扁《へん》平《ぺい》上皮細胞に覆われています。つまり空気の単なる通り道で、たとえほこりや細菌が外部から入ってきても、押し流して痰として排出するような働きはありません。

上咽頭の成り立ちがわかったところで、慢性上咽頭炎と病巣感染について、免疫学の観点から詳しく説明したいと思います。

私たちの体の免疫システムを担うのは「白血球」で、白血球は「顆粒球」「リンパ球」「マクロファージ（**血液の中では単球と呼ばれますが、この本ではわかりやすくするために、単球もマクロファージと表記します**）」から構成されています。

白血球の中でもっとも数が多いのは顆粒球で、顆粒球のほとんどを占める「好中球」は、体内に侵入してきた細菌など、外からの異物と真っ先に戦う、いわば先兵隊の役割を担っています。

またリンパ球には、「Tリンパ球」「Bリンパ球」「NK（**ナチュラルキラー**）細胞」があり、ウイルスやがん細胞などを殺す専門集団としての役割があります。またTリンパ球には、免疫システムの司令官ともいえる「ヘルパーTリンパ球」と、攻撃部隊である「サイトトキシック（**細胞障害性**）Tリンパ球」があり、このうちサイトトキシックTリンパ球は標的であるウイルスなどに接着して直接相手を破壊し、Bリンパ球は「免疫グロブリン（**抗体**）」というタンパク質の接着弾をつくり、それを体内に放出してウイルスなどの病原体を攻撃します。

一方、マクロファージは、ウイルス、細菌などの微生物だけでなく、ほこりや花粉などの体内に侵入してくるあらゆる異物、あるいは役目を終えて死んだ仲間の細胞の死骸も食べてしまう細胞です。このため「貪食《どんしょく》細胞」とも呼ばれますが、同時に、細菌やウイルス、花粉などの抗原《こうげん》が侵入したことを免疫の司令官であるヘルパーTリンパ球に伝える役割も果たしています。

これが免疫システムにおける白血球それぞれの役割です。次にこの免疫システムが作用することで、上咽頭で何が起こっているのかについてお話しします。少しややこしくなりますが、98ページからの「上咽頭劇場」を参照しながら読み進めてください。

空気とともに上咽頭に侵入してきた細菌やウイルスが上咽頭の繊毛上皮に付着すると、私たちの体の免疫システムが動き出します。まず、敵の侵入を察知した繊毛上皮細胞が、マクロファージや好中球にサインを出して攻撃を指令します。指令を受けたマクロファージと好中球は動き出し**（これを医学的には活性化といいます）**、細菌やウイルスを攻撃し始めます。

また、繊毛上皮の攻撃指令を受けてリンパ球の仲間、ヘルパーTリンパ球も動き出します。ヘルパーTリンパ球には攻撃の司令官的役割があり、ウイルスをやっつけるようサイトトキシックTリンパ球に攻撃の指令を出すと同時に、Bリンパ球にも指令を出し、ウイルスを攻撃するための接着弾（抗体）である免疫グロブリン（IgAやIgG）をつくらせ、それで攻撃させます。

上咽頭ではこうした攻撃が繰り広げられ、細菌やウイルスなどの抗原の侵入を堰き止めています。これが「炎症」という状態ですが、この炎症状態が長引くと私たちのもつ免疫システムが誤作動を始めます。免疫システムが誤作動を始めると、どんなことが起きるのか、さらに説明しましょう。

上咽頭では、侵入してきた細菌やウイルスなどの異物をやっつけるため、マクロファージ、好中球、ヘルパーTリンパ球、サイトトキシックTリンパ球、免疫グロブリン（IgAやIgG）が戦いを続けますが、元気づいてしまった（活性化した）ヘルパーTリンパ球、サイトトキシックTリンパ球、免疫グロブリン（IgAやIgG）は、今度は新たな標的を求めて上咽頭を脱出して、血流に乗って全身に移動し始めます。

すると まず、血液の中で静かに休んでいたマクロファージが移動してきたヘルパーTリンパ球の攻撃指令を受け取り、目を覚まして元気になり、活性化します。こうして元気づいたマクロファージは、同じく血液の中で静かに休んでいた好中球に指令を出し、こちらも元気づかせます。

そして血液の中で活性化したヘルパーTリンパ球、サイトトキシックTリンパ球、マクロファージ、好中球は新たな標的を探して暴れ出し、最終的になんの問題もない自分の細胞を攻撃し始めるのです。一方、血流に乗って流れていった免疫グロブリン（IgAとIgG）も、気に入った場所（**腎臓など**）を見つけると、その組織にくっついて留まり沈着し、病気を起こしたりします。

このように、自分の正常な細胞を攻撃し始める状態を自己免疫疾患（**腎炎や関節炎、慢性皮膚炎などの病気の総称**）と呼びますが、そもそもの原因を考えてみれば、それは上咽頭で起こった炎症が始まりでした。上咽頭に侵入したウイルス、細菌などが原因で起こった炎症で、リンパ球が刺激されて活性化し、活性化したリンパ球や抗体が血液に乗って体中に移動して、体のほかの部位に病気を起こしたのです。

以上が上咽頭炎が原病巣になって腎炎などの二次疾患が生じるメカニズムです。扁桃病巣感染や歯性病巣感染のときも上咽頭炎と同じようなメカニズムが働きます。

上咽頭のもつ免疫システムの特性

前項で、「空気とともに上咽頭に侵入してきた細菌やウイルスが上咽頭の繊毛上皮に付着すると、敵の侵入を察知した繊毛上皮細胞が、マクロファージや好中球にサインを出して攻撃を指令します」とお話ししましたが、ふつう、免疫システムでは、攻撃指令を出すのはマクロファージかヘルパーTリンパ球です。ところが、上咽頭では上咽頭の繊毛上皮細胞そのものが攻撃指令を出しているようなのです。この上咽頭特有の現象を証明するために、上咽頭の細胞を採り、詳しく調べてみることにしました。口腔内や鼻腔を綿棒で擦《こす》っても細胞はあまり採れませんが、上咽頭を擦った綿棒には、驚くほど多くの細胞が採れました。そして、その細胞を顕微鏡で調べてみると、なんと、その大半がリンパ球だったのです。

リンパ球は骨髄でつくられ、血液中や脾臓《ひぞう》、扁桃、リンパ節などのリンパ器官の中に多く存在します。人間の体の免疫システムに深く関わっていて、ふつう体の表面にはあまり存在しません。にもかかわらず、外界と接する空気の通り道である上咽頭という表面に、たくさんのリンパ球が露出していることを発見し、私は衝撃を覚えました（55ページ写真参照）。

つまりこれは、上咽頭が外からの異物の侵入に対しリンパ球を使って最初に防御する役目を担っているということに違いなく、外から安全に空気を吸い込んで酸素を取り入れるために、人間の体にはいかに精巧で重装備な機能が備わっているかということを示すものです。

次に上咽頭から採取した細胞を特殊な方法で染色すると、上咽頭の繊毛上皮細胞にはＭＨＣ《エムエイチシー》ｃｌａｓｓ《クラス》Ⅱ《ツー》という抗原がありました。ＭＨＣｃｌａｓｓⅡ抗原というのは、侵入した細菌を捕まえたマクロファージなどの表面に現われるもので、その細菌の情報を免疫の司令官であるヘルパーＴリンパ球に伝達する重要な役割をしています。その伝達物質が上咽頭の繊毛上皮にあったということは、先ほどお話ししましたように上咽頭の繊毛上皮そのものに、マクロファージと同様の、侵入した抗原（細菌やウイルスなど）の情報をリンパ球に伝達する能力があるということを示しています。

さらに、上咽頭からたくさん採れたリンパ球の特徴を、フローサイトメトリーという白血球中のリンパ球を解析する方法で調べてみました。すると、上咽頭から採れた

上咽頭リンパ球・扁桃リンパ球・末梢血リンパ球の成分割合

	上咽頭リンパ球			扁桃リンパ球	末梢血リンパ球
	健常者 n=9	咽頭炎の人 n=8	IgA腎症の人 n=32	n=25	n=7
リンパ球のうちヘルパーTリンパ球の割合	29.1	35.2	41.7**	39.2	42.2
リンパ球のうちサイトトキシックTリンパ球の割合	8.4	9.9	12.1	9.3	29.8
ヘルパーTリンパ球／サイトトキシックTリンパ球	4.28倍	4.12倍	4.25倍	4.63倍	1.48倍
リンパ球のうちBリンパ球の割合	57.8	54.6	43.6*	51.4	18.4
ヘルパーTリンパ球の中の活性化の割合	30.5	53.3***	40.3** #	29.5	10.1
サイトトキシックTリンパ球の中の活性化の割合	41.6	66.4**	58.9**	45.6	23.0
Bリンパ球の中の活性化の割合	41.4	30.1	29.1	46.9	0.8

*：p<0.05 vs.健常者，**：p<0.01 vs.健常者
***：p<0.001 vs.健常者，#：p<0.01 vs.咽頭炎

単位（%）

リンパ球の特徴が、口蓋扁桃のリンパ球の特徴と非常に似ており、またしても驚かされる結果となりました。

上の表から、上咽頭の表面にあったリンパ球には末梢血リンパ球に比べて次のような特徴が見られました。

①Tリンパ球に対するBリンパ球の比率が高い**（Bリンパ球優位）**。

②Tリンパ球の中では、サイトトキシックTリンパ球に対するヘルパーTリンパ球の比率が高い**（ヘルパーTリンパ球優位）**。

③Bリンパ球もTリンパ球も活性化している。

これは、上咽頭の粘膜では、Bリ

ンパ球が侵入者を攻撃する抗体（ＩｇＡやＩｇＧ）を盛んにつくっていることを表わしています。さらに、ヘルパーTリンパ球が優位の状態であることは、ヘルパーTリンパ球が免疫システムの司令塔としてさまざまな指令を出し続けていることを表わしていて、この状態が全身の免疫システムに少なからぬ影響を及ぼしている、つまり病巣感染をひきおこしていると考えられるのです。

さらにこの表からは、Tリンパ球もBリンパ球も活性化していることがわかります。そして、注目すべきこととして、先述の三つの特徴が扁桃リンパ球の特徴とまったく同じであるということです。

以上から、口腔の奥に位置する口蓋扁桃が、「塊」として口から侵入するさまざまな抗原、病原菌などに対する門番としての働きをするのに対し、上咽頭は「面」として、もっぱら気道から侵入する抗原や病原体などに対する門番としての働きをしているといえます。

ただし、注意したい点があります。私のこれまでの経験ではIgA腎症の患者さんには、扁桃だけに病巣の元である炎症がある場合と、扁桃と上咽頭の両方に原病巣がある場合の2パターンあると思われます。つまり、IgA腎症に関していえば、慢性上咽頭炎のみに原病巣があって、扁桃に問題のない患者さんはほとんどいないようです。ですから、治療の第一選択はあくまでも扁摘パルスとなるのです。

言い換えると、慢性上咽頭炎が原病巣として働く場合があることは間違いないと思われますが、すべての二次疾患（**病巣感染が原因で起こる疾患**）の原病巣ではないということです。ですから、上咽頭の炎症を治せばすべての二次疾患が治るわけではないということは、明記しておきたいと思います。

自律神経と上咽頭の関係

次に、慢性上咽頭炎をひきおこすもう一つの原因、「自律神経の乱れ」についてお話ししましょう。

上咽頭と自律神経の深い関係については、堀口氏らがすでに1960年代にかなりの部分まで解明していますので、堀口氏らの研究をもとに話を進めていきます。

慢性上咽頭炎の歴史についてお話しするうえで、忘れてはならない人物が二人います。一人はすでに何度も出てきている堀口申作氏、そしてもう一人は上咽頭炎という考え方を最初に世に発表した山崎春三氏です。

山崎氏は大阪医科大学の耳鼻咽喉科の初代教授でした。

日本における慢性上咽頭炎（当時、山崎氏は鼻咽頭症候群、先述の堀口氏は鼻咽腔炎と呼んでいました）の本格的な研究の歴史は１９６０年代に始まりますが、山崎氏の論文によれば、彼はすでに１９２８年ごろには慢性上咽頭炎特有の症状に気づいていたようです。その集大成を１９６４年に行われた第65回日本耳鼻咽喉科学会で「鼻咽頭症候群、症候と該部位に関する病理学的研究」として発表しています。

ここでは、私が手に入れることができた１９６１年に報告された「鼻咽頭症候群及び症候と病理学的研究」（耳喉 33:97－101, 1961）という論文から、山崎氏の考え方を私なりの解釈を加えて紹介します。

山崎氏は慢性上咽頭炎が原因で起こる症状を「鼻咽頭症候群」と呼び、以下の13の症状があるとしました。

①肩こり
②仰向けに寝たときの後頭部のしびれ**（首のこり）**
③のどの異常感

④鼻咽頭からのどへ痰が流れる（後鼻漏《こうびろう》）
⑤鼻のつまりと軽い鼻水
⑥目のかすみ
⑦話し声のかすれ、もしくは鼻声
⑧胃部の不快感（キリキリした痛みではない）
⑨便通の不整（下痢と便秘）
⑩焦燥（あせり）
⑪憂鬱
⑫取り越し苦労
⑬怒りやすい

こうした症状はいままでは「自律神経失調症」と一括《ひとくく》りにされて呼ばれているもので、病院に行ってさまざまな検査をしても異常が見つからず、多くの場合、精神安定剤や抗うつ薬を投与されてしまいます。しかし薬を飲んでもすっきりとせず、根本的な解決がないままに不快症状を抱えて生活することが実際には少なくありません。

山崎氏の考え方は、これらの原因不明といわれる不快症状は慢性上咽頭炎によってひきおこされている可能性があるということです。逆に言えば、慢性上咽頭炎を治療すればこうした不快症状が治るかもしれないということになります。

さて鼻咽頭症候群の診断方法ですが、山崎氏は綿棒を使って直接、上咽頭上壁に触れることによって、咽頭の異常感の原因が上咽頭にあることを確認していました。実際「のどが痛い」という症状がある場合、本当に痛いのは上咽頭であることが多く、この点に関しては、現在、上咽頭治療に精通している耳鼻科医が皆、指摘しています。どうして上咽頭に炎症があるとのどが痛いのかについては、後ほど詳しくお話しします。

気圧の変化と偏食が鼻咽頭症候群をひきおこす

山崎氏は鼻咽頭症候群をひきおこす原因・誘因として、次の4点を挙げています。

①10歳のころから退縮するアデノイド（咽頭扁桃）（68ページイラスト参照）に代わって17～18歳で症状が出現する。
②風邪により起こる急性鼻咽頭炎
③気象変化前

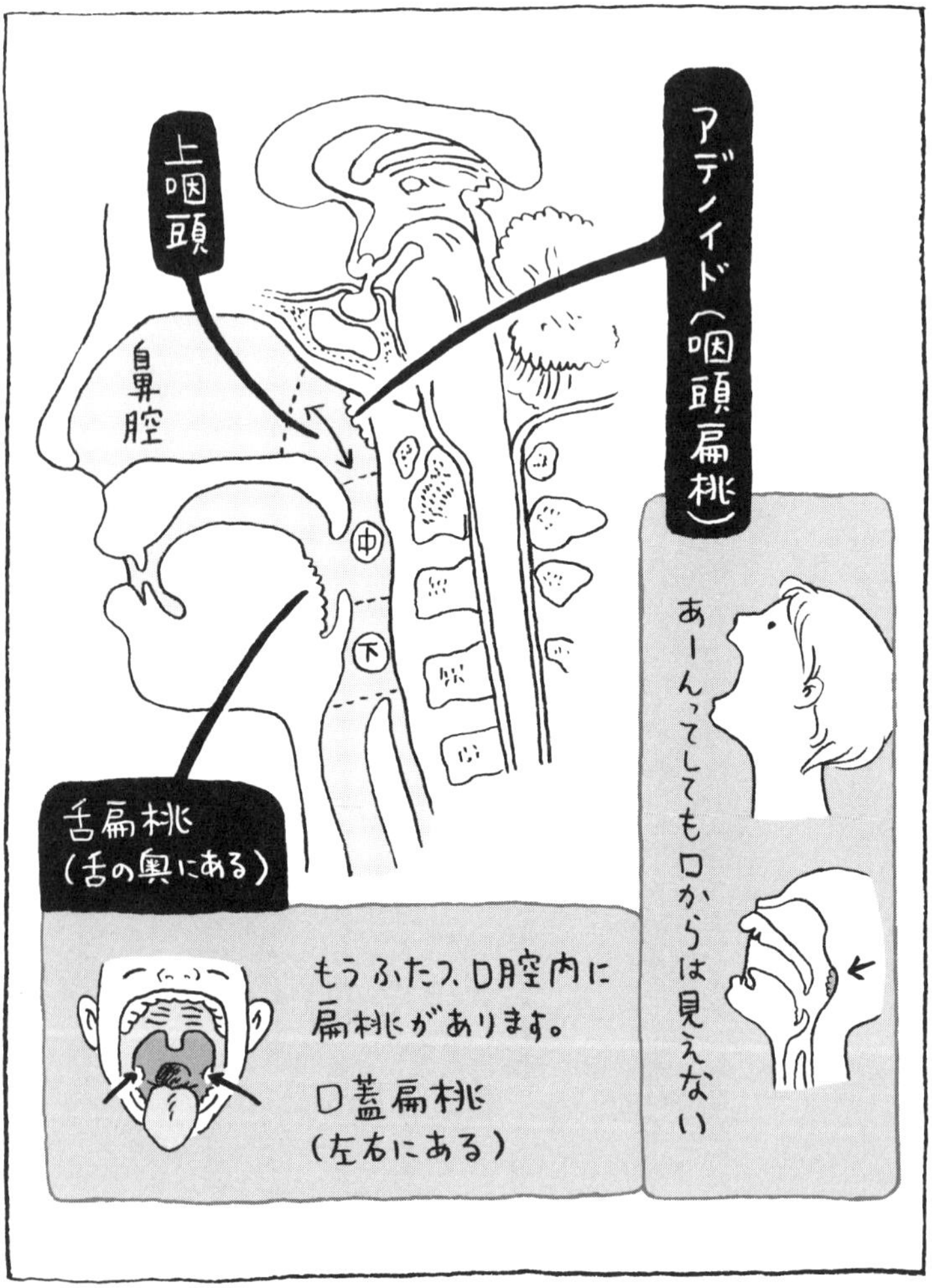
上咽頭
アデノイド（咽頭扁桃）
鼻腔
中
下
舌扁桃
（舌の奥にある）
あーんってしても口からは見えない
もうふたつ、口腔内に
扁桃があります。
口蓋扁桃
（左右にある）

④偏食（**とくに動物性タンパク、脂肪の摂りすぎと野菜不足**）

アデノイドは上咽頭の一部で上咽頭の後壁にありますが、6歳ぐらいを頂点としてだんだんと小さくなります。乳幼児は免疫のシステムが未熟であるために、大きなアデノイドによってさまざまな細菌やウイルスなどの外敵から体を防御しています。またそれだけではなく、さまざまなウイルスに対する抗体をつくり、体の免疫システムをつくるうえで、アデノイドは重要な役割を果たしています。しかし、成長するにしたがってその役目を終え、アデノイドは小さくなっていくのです。

山崎氏の考える原因の①については、慢性上咽頭炎がおおよそアデノイドが小さくなった（**退縮**）後の年齢から起きることから、推論されたのだと思われます。しかし、実際には慢性上咽頭炎の患者さんでアデノイドが残っている人もいますし、アデノイドと上咽頭の面積を比べると上咽頭のほうがはるかに広いので、必ずしもアデノイドの退縮と慢性上咽頭炎の因果関係はないのではないかと私は考えています。

次の②の風邪が急性鼻咽頭炎をひきおこすということについては、すでにお話ししたとおりで、実際、風邪で起こった急性上咽頭炎の状態をファイバースコープで見ると、上咽頭が赤く炎症し、表面に分泌物が認められます。

私が注目したのは③気象と④食事です。現在でこそ、気圧の変化に対して自律神経が敏感に反応するということや、食事と自律神経の働きの深い関連性については、さまざまな研究によって明らかになっています。しかし山崎氏は50年も前にこうした関係に注目していたわけで、まさしく慧眼《けいがん》といえます。

ここで簡単に気圧と自律神経、食事と自律神経の関係についてお話ししましょう。

自律神経には交感神経と副交感神経があり、交感神経は活動しているときやストレスがあるときに活発になり、副交感神経はリラックスしているときに活発になります。このバランスが崩れると免疫システムの乱れや血流障害、アレルギーの発症など、さまざまな問題が起きてきます。

現在では、高気圧は交感神経優位（**より活発に働く**）の状態をもたらして好中球の働きを活発にさせ、低気圧は副交感神経優位の状態をもたらしてリンパ球の働きを活発にさせ、それぞれが免疫システムに影響を与えることもわかっています。たとえば、晴れた天気のいい日には交感神経が優位になって、エネルギーの代謝をあげますが、曇りがちな日や梅雨どきは、やる気が出ない、体がだるいなど体調が変化します。これは副交感神経の働きで呼吸や脈がゆるやかになるからです。

私は「気圧の変化が自律神経に影響して、免疫システムを乱す」という関係が慢性上咽頭炎をひきおこしていると考えていますが、実際、「天気が崩れる前に自律神経失調症が悪化する」という現象は、多くの人が経験していることです。

一方、食事と自律神経の関係ですが、1食を5分以内で食べ終わるほどの早食いは交感神経優位の状態で、奥歯でよく噛んで十分に時間をかけて食事をする場合は副交感神経優位の状態です。そして、消化吸収時には副交感神経が働いて消化を促進します。ところがリラックスさせる副交感神経も、活発になりすぎるとアレルギー症状をひきおこしますので、バランスが大切といえます。

食事の内容も影響します。肉食に偏っていると交感神経優位の状態をもたらし、野菜を中心とした食事をしていると副交感神経優位の状態をつくります。なぜなら、肉類はアミノ酸からつくられる酸性食品なので消化時間が短く交感神経を活発にさせ、野菜はアルカリ食品で体内から活性酸素を奪って副交感神経を活発にさせます。

事実、「アデノイドが腫れている子どもは偏食である」ということは、山崎氏が活躍した1960年代以前からよく知られていたことです。偏食が自律神経に影響して免疫システムを乱れさせるため、慢性上咽頭炎の発症に関係しているだろうことは、十分に考えられます。

このことは慢性上咽頭炎の治療をするうえでも重要になってきます。

さらに山崎氏たちは人や動物を使ってさまざまな実験を行い、とても興味深い現象を観察しています。たとえば、現在であれば倫理的にありえないことですが、患者さんの上咽頭の上壁に交感神経を刺激する作用のあるアドレナリンを注射すると、「のどに異物がつまった感じがする」という症状（ヒステリー球）の鼻咽頭症候がひきおこされたという報告もしています。また、うさぎを使った実験から、鼻咽頭症候が自律神経を介して生じる異常だということも証明しています。

こうした実験などにより山崎氏たちは、鼻咽頭上壁の自律神経系はさまざまな物質に対して非常に敏感に反応する特殊な部位であることを証明しました。

堀口申作氏が提唱した鼻咽腔炎

1960年代の初めに山崎氏によって提唱された「鼻咽頭症候群」という考え方は、その後、東京医科歯科大学耳鼻咽喉科教授（当時）の堀口申作氏らによって研究が進められました。この堀口氏こそが歴史上、もっとも精力的に鼻咽腔炎について研究した医師です。そして医療の表舞台から鼻咽腔炎という概念が消えてしまった今日でも、知る人ぞ知る治療として、塩化亜鉛を上咽頭に塗布する鼻咽腔炎の治療が一部の耳鼻科医に継承されているのは、ひとえに堀口氏の功績だといえます。

かくいう私も堀口氏がいなければ慢性上咽頭炎という概念にたどり着くことはできなかったと思います。ちなみに、鼻咽腔炎は、現在では一般に慢性上咽頭炎といわれますが、堀口氏は鼻咽腔炎といっていたので、この項では鼻咽腔炎とします。

堀口氏は1960年代から鼻咽腔炎について数多くの臨床研究を行っています。その集大成が1984年に一般読者向けに発刊された『Bスポットの発見』（光文社カッパ・サイエンス）です。タイトルにあるBスポットのBは鼻咽腔の「び」を表わします。

この本で堀口氏は先の山崎氏が提唱した「鼻咽頭症候群」の枠を超えて、次に挙げる多種多様な原因不明で治療方法も未確立、かつ生活面で長期にわたって支障をきたす疾患（**難治性疾患**）と鼻咽腔炎の関連性を報告しています。

①めまい、②低血圧、③自律神経失調症、④神経症、⑤心身症、⑥チック症、⑦関節リウマチ、⑧扁桃炎、⑨糖尿病、⑩膠原病、⑪アレルギー（花粉症・アトピー性皮膚炎）、

⑫喘息、⑬口内炎、⑭歯痛、⑮歯槽膿漏、⑯胃潰瘍、⑰レイノー

以上の17疾患ですが、まず注目していただきたいのは、これらの2／3以上の疾患が堀口氏の専門だった耳鼻科領域外の疾患であることです。患者さんが自ら進んで耳鼻科を受診することはまずないはずで、とくに大病院で働く医師の場合、診療科の領域が異なる病気の診療については尻込みしてしまうのが習性になっています。ところが、堀口氏らは、診療科を隔てる垣根がとくに高い大学病院という医療施設において、勇気をもって精力的にその壁を越えることに挑んだことをうかがい知ることができ、当時の苦労を想像することができました。

彼の本には、58例の喘息患者に鼻咽腔炎治療を行った症例を医学誌上に発表したところ、反論されるならまだしも黙殺されたという経験が書かれています。治療による効果を実感し、それを報告しているにもかかわらず、医学界ではまったく認められなかったという、当時の堀口氏の悔しい思いが切々と伝わってきました。

堀口氏はさまざまな種類の疾患で、かつ多くの患者さんに鼻咽腔炎の治療をした経験から、鼻咽腔炎治療による影響は、「自律神経の制御作用」と「遠隔部位の疾患に対する作用」に集約されると考えました。「自律神経の制御作用」、つまり自律神経の

バランスを整えるという観点は、先の山崎氏の考え方とほぼ同じですが、「遠隔部位の疾患に対する作用」、つまり病巣感染によってひきおこされる病気に注目したことは堀口氏の功績といえるでしょう。

ちなみに、堀口氏の本では免疫システムの異常にまでは言及されていませんが、それは、当時は免疫学が未熟であったからで、仕方がないことです。しかし、因果関係は明らかになっていないとしているにもかかわらず、堀口氏は二次疾患（**病巣感染によって起こる病気**）を鼻咽腔炎治療で治していたわけで、これは驚くべきことです。

上咽頭の免疫システムと自律神経の関係

このように、山崎氏や堀口氏によって、いまから50年以上も前から上咽頭と自律神経の関係は明らかにされていました。ここでは免疫システムと自律神経との関係について詳しくお話ししましょう。

極度のストレスや働きすぎなどにより、交感神経優位の状態が続いて自律神経のバランスが崩れると、免疫力の低下が起こりますが、これは直ちに上咽頭の免疫システムに影響を与えると考えられます。その結果、上咽頭の慢性的な炎症がさらに悪化して、さまざまな不快症状が現われると推察されます。

ではなぜ、免疫力の低下が、直ちに上咽頭に影響するのでしょうか。

それは上咽頭にある繊毛上皮細胞がつねに活性化していることに関係します。活性化した繊毛上皮細胞は、何かのきっかけがあれば、すぐに戦闘準備状態から戦闘態勢に移れる状態、つまりマクロファージや好中球、Tリンパ球に指令を出す状態になれるということです。

そのきっかけは、なにも細菌やウイルスの侵入である必要はありません。ストレスがあるとか、ただ寒い場所にいたとか、ほこりっぽい場所にいたとか、そんな小さなきっかけで、自律神経のバランスが崩れ、上咽頭の慢性炎症が悪化します。

実際、慢性上咽頭炎の患者さんの上咽頭から、病原菌が検出されないことがしばしばあります。つまり、炎症に細菌やウイルスが関わっていないということです。

これは難しい言葉で説明すると、内在抗原向け免疫システムといい、細菌やウイルスなどの外からの侵入物に対する**（外来抗原向け）**免疫システムではなく、自律神経の乱れや体の老化、細胞のガン化、血管内皮の損傷など、自分の体の中で起こるさまざまな問題に対処するためにつくられた免疫システムによって起こる現象なのです。

このように私たちの体は、外敵に対するだけでなく、体の中で起こるトラブルに対応しても免疫システムが働くようになっているために、自律神経のバランスが崩れることによって免疫力が低下すると、それに応じて上咽頭の炎症が悪化すると考えられるのです。

つまり、上咽頭が「病巣感染」として感染を起こしていないにもかかわらず、自律神経の乱れによって起こった上咽頭炎の悪化によって、めまいや胃部不快などの自律神経障害だけでなく、腎臓病や関節炎などの二次疾患も起きるということです。このことは、病原菌による慢性の感染が必ず存在する扁桃の「病巣感染」とは異なり、上咽頭に病原菌がなくても起こる「病巣炎症」という状態が生じている証拠といえます。

たとえば、疲労などがきっかけで毎月風邪をひくような、いわゆる、しょっちゅう風邪をひく人がいますが、これはまさに病原体が体に侵入していないのに風邪をひいてしまったもので、上咽頭における慢性炎症の悪化が原因と考えられます。この悪化した慢性炎症が二次疾患をひきおこすと、病巣炎症といわれます。

上咽頭の慢性炎症が悪化しやすい人は首の後ろを数分間冷やしただけで、炎症が急激に悪化し、感染を起こしているわけではないのに風邪の症状が出てきます。ただし、こうした風邪は上咽頭で細菌と好中球の戦闘がないため、上咽頭から出る痰は、粘膜から分泌された粘液が主体のいわゆる白い痰で、病原菌や好中球の死骸が入った黄色い痰ではありません。

また、ストレスによって起こる体の反応のうち、自律神経のバランスが乱れたり、内分泌ホルモンのバランスが乱れたりするのは、自律神経と内分泌系をつかさどる視床下部によってひきおこされることはよく知られています。17ページのイラストを見てもわかるように、上咽頭は空気の通り道としてはもっとも視床下部に近い場所に位置するため、ストレスの影響を受けやすいのかもしれません。したがって、ストレスがきっかけで起こるさまざまな不快症状に、慢性上咽頭炎治療が効果を発揮することを考えれば、日ごろから上咽頭の慢性炎症を悪化させないように心がけることが、ストレスに強いこころと体をつくることになると言えるでしょう。

急性上咽頭炎が慢性上咽頭炎になることがある

　これまでお話ししてきたことをもう一度まとめると、上咽頭炎には風邪によって起こる急性上咽頭炎と、慢性上咽頭炎があり、慢性上咽頭炎が起こる原因として、病原微生物の感染が関わる炎症と、自律神経の乱れによって起こる炎症がある、ということがおわかりいただけたと思います。そして私が問題にしているのは慢性上咽頭炎なのですが、読者のみなさんは、なぜ上咽頭に慢性炎症が起こるのだろうか、という疑問をもたれているのではないでしょうか。

　この項では上咽頭に慢性炎症が生じる原因についてお話ししていきましょう。

　風邪が原因で上咽頭は急性炎症を起こすことはお話ししたとおりです。

　上咽頭に風邪などの細菌やウイルスが侵入してくると、私たちの体の免疫システムが働いて攻撃を開始し、細菌やウイルスなどをやっつけます。ということは、各人がもつ自己治癒力、つまり免疫力が高ければ、風邪（急性上咽頭炎）はすぐに治る病気なのです。ところが寝不足が続いている、疲れている、ストレスがあるといった免疫力が下がっている状態で風邪をひくと、風邪はなかなか治らないものです。

私は腎臓内科医として、風邪をひいたことをきっかけとして血尿が出たり、ネフローゼ症候群が再発したり、あるいは、ひどい風邪のあとに急速進行性腎炎と呼ばれる急激に腎機能が低下する、たちの悪い腎炎を発症したりする患者さんをたくさん診てきました。こうした経験から、「風邪は万病の元」という言葉が、ある意味で真理であることを実感しています。

「風邪は万病の元」という言葉は、前漢時代（紀元前202〜紀元8年）より前に書かれた、中国の古典医書『黄帝内経素問』に載っている「風邪は百病の初め」「風邪は百病の長」が出典とされていますが、人びとは、すでに2000年以上前から、風邪が原因でさまざまな病気がひきおこされることに気づいていたといえます。

ではなぜ「風邪は万病の元」になるのでしょうか。もう一度、98ページの「上咽頭劇場」を見ながら、読みすすめてください。

風邪のひき始めの上咽頭では、マクロファージや好中球が侵入してきた細菌やウイルスなどの病原微生物と激しく戦い、戦闘後の死骸が痰や鼻水となって体の外に排出されます。

実際、風邪のひき始めの患者さんの上咽頭を綿棒で擦ってリンパ球を採取したところ、上咽頭表面からはリンパ球以外にも、たくさんの好中球やマクロファージが採取できました。これはまさに、免疫システムの先兵隊である好中球やマクロファージが、侵入してきた病原微生物と激しく戦っていることを示しています。さらに調べてみると、リンパ球の中でもヘルパーTリンパ球、サイトトキシックTリンパ球がともに元気な状態（**活性化された状態**）になっていることがわかりました。これは、ヘルパーTリンパ球は司令官として、マクロファージに戦闘態勢をとるように指令を送り続け、サイトトキシックTリンパ球は攻撃部隊として上咽頭で外敵（**病原微生物**）と戦っていることの証明と言えます。

その後、5日経った風邪の回復期にもう一度、この患者さんの上咽頭を綿棒で擦ってリンパ球を採取したところ、今度はBリンパ球が動き始めて（**活性化して**）戦闘状態に入り、代わりにTリンパ球の活動（**活性化**）が抑えられていることがわかりました。つまりBリンパ球がIgA抗体、IgG抗体という接着弾をつくって、最初の戦闘（**風邪のひき始め**）で処理しきれなかった病原微生物を、この接着弾で撃破しているという状態です。そして、これらの接着弾で最終的にきちんと病原微生物を撃破できれば、何も問題なく風邪は治るのです。

ところが、風邪が風邪で終わらず、さまざまな病気をひきおこすことがあります。

ＩｇＡ腎症の患者さんの上咽頭のリンパ球を調べてみると、風邪をひいていないのにもかかわらず、ヘルパーＴリンパ球とサイトトキシックＴリンパ球の活性化がいつまでも続いていることがわかりました。つまりヘルパーＴリンパ球から戦闘指令がつねに出され続けている状態となっているのです。

これが先ほどお話しした病巣感染の状態で、リンパ球が上咽頭にとどまらず、血液に乗って全身をかけまわり、血中のマクロファージや好中球を勢いずかせ、遠く離れた腎臓や血管などで見境なく戦闘を起こし、自分の細胞を標的として攻撃を起こしている状態を反映しています。この標的が腎臓の糸球体であれば腎炎を起こし、血管内皮細胞であれば血管炎を起こして皮膚に紫斑が現われ、皮膚の表皮であれば湿疹を起こし、関節の滑膜であれば関節炎となります。

まさしくこの病巣感染を起こした状態が「風邪」と「万病」を結ぶ鍵となり、急性上咽頭炎が慢性上咽頭炎に変わるきっかけとなるのです。

慢性上咽頭炎はすべての人がもっている炎症

風邪が契機となって慢性上咽頭炎になることがある、ということはおわかりいただけたと思いますが、実は程度の差こそあれ、すべて人の上咽頭では絶えず炎症が起こっているのです。それは上咽頭という部位の宿命ともいえる現象です。

17ページのイラストを見てもわかるように、上咽頭というのは上気道の中でかなり広い空間をもつ部位です。そのため、鼻から入って狭い両方の鼻腔を通過して鼻の奥で合流した空気は、この広い空間で速度が落ち、さらにここで空気の流れる方向が下向きに変わるため空気が滞留しやすく、空気中の細菌やほこりが上咽頭の表面に付着しやすいという特徴があります。その結果、上咽頭の表面はつねに細菌やウイルスといった外の刺激にさらされるため、絶えず炎症が起きているのです。

この状態こそが慢性上咽頭炎といわれるもので、人間であれば誰もがもっている炎症なのですが、問題は人によっては体に悪さをするほどの炎症になることがあるということです。

医学的にはこの違いを「病的炎症」「生理的炎症」といいますが、「病的炎症」とは「リンパ球が戦闘状態に入っている」、「生理的炎症」とは「リンパ球が戦闘準備状態にある」と言い換えられます。

上咽頭に塩化亜鉛を塗って血が綿棒に付着する人は、「病的炎症がある」と考えられますが、私の経験では約8割の人が病的炎症の状態であって、そのうちの2割程度の人が、のどが痛い、鼻がつまる、頭痛がする、肩がこるなどの自覚症状をもっている、ひどい「病的炎症」の状態だと推測されます（左イラスト参照）。一方、「生理的炎症」の人の上咽頭に塩化亜鉛を塗布しても、綿棒に血は付着しません。

では、どんなことがきっかけで、症状のまったくない「生理的炎症」から「病的炎症」に変わったり、程度の低い「病的炎症」がひどい「病的炎症」に変わったりするのでしょうか。

きっかけの一つは、先ほどからお話ししている風邪です。風邪をひいて急性上咽頭炎になったとき、きちんと治さないでいると、慢性上咽頭炎の状態が「病的炎症」に変わってしまいます。そのほか、ストレスや過労、寒さなどの自律神経のバランスが崩れることも、「病的炎症」に変える原因となりえます。

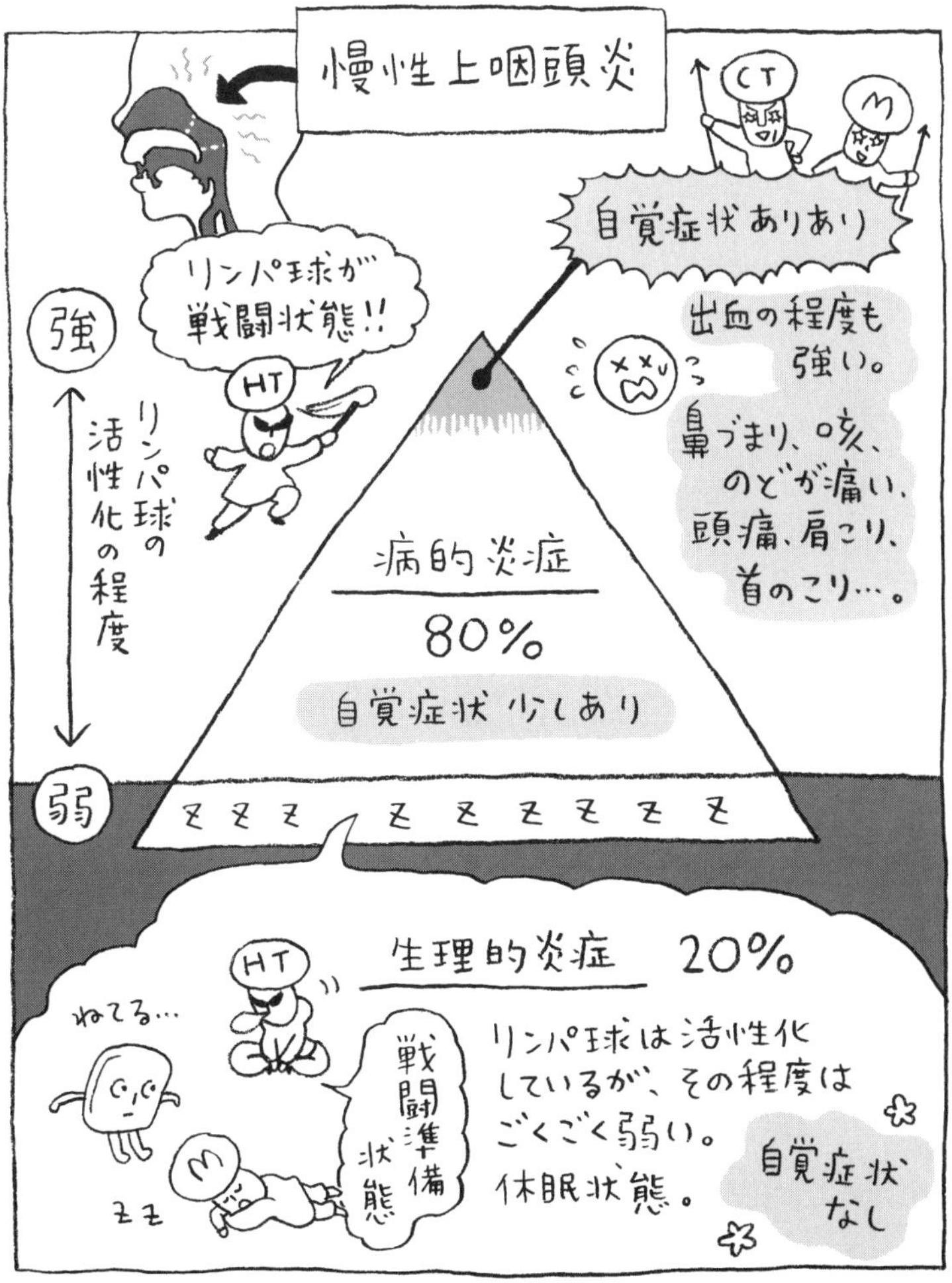
慢性上咽頭炎
自覚症状ありあり
リンパ球が戦闘状態!!
HT
CT
M
強
リンパ球の活性化の程度
弱
出血の程度も強い。
鼻づまり、咳、のどが痛い、頭痛、肩こり、首のこり…。
病的炎症
80%
自覚症状少しあり
生理的炎症 20%
ねてる…
戦闘準備状態
リンパ球は活性化しているが、その程度はごくごく弱い。休眠状態。
自覚症状なし

つまり、疲れがたまっていて、体調がすぐれず、免疫力が下がっていると、簡単に慢性上咽頭炎が「病的炎症」状態に変わってしまう。上咽頭とは、それほどにデリケートな場所であり、言い換えれば私たちの体の状態を測るリトマス試験紙のような場所だと考えられます。

アレルギー疾患にも上咽頭炎治療が効く

現在、日本人を悩ます代表的なアレルギー疾患といえば、花粉症、喘息、アトピー性皮膚炎ではないでしょうか。実際、この3疾患の患者数は多く、花粉症は日本人の約20%、喘息は成人の3%、子どもの5%（成人と子どもの合計で約400万人）、アトピー性皮膚炎は成人の10%、子どもの20%とされています（厚生労働省保健福祉動向調査平成17年度より）。

アレルギーの発症に免疫システムが関わっていることはよく知られていることですが、免疫システムに深く関係する上咽頭炎の治療は、アレルギーに対しても効果があるようです。前述した堀口氏も、その研究の中で、花粉症、喘息、アトピー性皮膚炎に鼻咽腔炎の治療が有効であったと報告しています。実際、私もＩｇＡ腎症の治療のために上咽頭炎の治療を行っている何人もの患者さんから、花粉症が軽くなった、という話を聞いています。

余談ですが、堀口氏は日本で最初に「スギ花粉症」を報告した斎藤洋三東京医科歯科大学助教授（当時）の師匠にあたる人で、鼻咽腔炎（**慢性上咽頭炎**）の治療で花粉症がよくなったという症例をたくさん見ていたことは容易に想像できます。

ただ、アレルギー疾患、なかでも花粉症というのはプラセボ（**偽薬**）効果が高い疾患で、患者さんに「これは花粉症によく効く薬です」といって、小さな飴玉を渡しても、何割かの患者さんは必ず効果が出てしまう病気です。したがって、しっかりとしたコントロール試験（**一般的に使われている薬や偽薬と比較する**）をしたあとでなければ科学的な評価は出せませんが、私のこれまでの経験からも、花粉症と喘息の患者さんで上咽頭炎治療の効果がある人は少なくないと思います。

また、アトピー性皮膚炎については、知人の皮膚科医が上咽頭炎の治療を取り入れたところ、有効な症例がかなりあると報告してくれました。

ただ、慢性上咽頭炎の治療が、何か一つのアレルゲン（**花粉など、アレルギーをひ**

きおこす物質）だけに効果があるとは考えにくいのです。ですから、私は慢性上咽頭炎の治療はアレルギーそのものを起こしにくくする治療であると考えています。つまり、上咽頭に慢性の炎症があるということが、アレルギー疾患を発症しやすい状態をつくっているのではないか、と考えています。

実際、花粉症などのアレルギーをもっている人で、スギ花粉だけに反応するという人は意外に少なく、ヒノキ、ブタクサ、ダニなど複数のアレルゲンに反応することがしばしばです。こうした人は花粉などの外からの刺激に対して過敏に反応する体質であるといえます。

では、なぜ慢性上咽頭炎があると、アレルギーが発症しやすくなるのでしょうか。

免疫学的には、上咽頭においてリンパ球の臨戦態勢の程度が高いことがアレルギーを起こしやすいことにつながっていると考えられます。つまり、慢性上咽頭炎が病的炎症であると、ほんの少しの刺激によってすぐにアレルギー反応のスイッチが入るのではないかと私は考えています。

また自律神経の視点からは、副交感神経が優位の状態が続くと花粉症、アトピー、喘息などのアレルギー性疾患が生じやすいとされています。なぜなら、副交感神経優位の状態になるとリンパ球が増加して、活性化するため、アレルゲンへの攻撃態勢も増加し、アレルギーを起こしやすい状態をつくり出すのです。

ところで、慢性上咽頭炎の病的炎症があると自律神経のシステムに乱れが生じることはこれまでに述べましたが、病的炎症が治まることで自律神経のバランスが安定してくると、副交感神経優位の状態も治まり、アレルギーを発症しにくくさせると考えられます。ということは、慢性上咽頭炎を治療してアレルギーを発症しにくい体質に変えれば、いろいろなアレルゲンに対して有効である可能性があるかもしれません。

慢性上咽頭炎という考え方を広めたい

このように人間の免疫システムの中で重要な働きをしている上咽頭という場所ですが、あまり有名な部位とはいえません。とくに慢性上咽頭炎という考え方については、耳鼻咽喉科の教科書にも載っていませんし、大学の授業にも出てきません。もちろん現時点では、耳鼻科学会で話題になることもありません。ところが、いまから50年以上前の日本では、東京医科歯科大学耳鼻咽喉科の堀口氏を中心に、さかんに慢性上咽頭炎（鼻咽腔炎）の研究がされていました。

そして堀口氏は、慢性上咽頭炎（鼻咽腔炎）の研究成果を『Bスポットの発見―現代医学が取り残した「難病」の震源地』という一般書にまとめました。しかし私が調べた限りにおいては、国際的に見ても慢性上咽頭炎の研究が英語論文として報告された形跡はありませんので、この考え方は日本で発見され、世界に伝播することなく、結局は国内においてすら歴史の風雪の中で埋没してしまった考え方のようです。

しかし本質的に重要なものはいったん表舞台から姿を消しても、何かのきっかけがあれば新しい時代に合った進歩した形で再興してくる、そんな運命をもっています。私の役割は、埋もれてしまった慢性上咽頭炎の概念と重要性を、もう一度世の中に出す「掘り起こし屋」でもあると思っています。

最近、医学界の一部には「温故創新」といって、古くて埋もれてしまった重要な知見をもう一度掘り起こしてさらに発展させ、新しい治療法を生み出そうという動きがあります。免疫学の進歩で、50年前にはわからなかった人間の免疫システムが解明されたことにより、上咽頭の重要性も病巣感染という概念の正しさも明らかにすることができるようになりました。そして患者さんたちへの診療経験と予想以上の効果、患者さんたちの喜ぶ声を通して、臨床の現場からも、慢性上咽頭炎の治療の効果を実感することができました。

にもかかわらず、なぜこれほど治療効果の高い治療法が、医療の現場から忘れ去られてしまったのか、次にその原因について触れたいと思います。

堀口博士たちの精力的な活動によって、1960年代から20年間ぐらいは鼻咽腔炎の治療が注目され、耳鼻科でも盛んに治療が行われた時代があったようです。

腎臓内科では、私の知る限り、過去に鼻咽腔炎の概念が注目されることはありませんでしたが、腎臓病を中心とした小児科の難病を広範に扱った名著『食物アレルギーと病巣感染がひきおこす　小児難病と治療の研究』（松村龍雄著／中山書店1992年）には、ネフローゼ症候群などの治療として、鼻咽腔炎の治療がたびたび登場します。少なくとも90年代でも、一定数の医師の間では、腎臓疾患における鼻咽腔炎治療の有効性が知られていたと考えていいでしょう。

しかし、現在では日本腎臓学会の専門医で、鼻咽腔炎とその治療について知る人はほとんどいません。わずかに拙書『慢性免疫病の根本治療に挑む』（悠飛社2007年）や『IgA腎症の病態と扁摘パルス療法』（メディカル・サイエンス・インターナショナル２００８年）、また私が運営するＩｇＡ腎症根治治療ネットワーク（http://www.iga.gr.jp/）などを通して、腎炎に慢性上咽頭炎が関与していることがあるという認識をもつ数少ない医師と患者さんがいるのみという状況です。

では、なぜ一世を風靡した画期的な治療法ともいうべき鼻咽腔炎治療は幻の治療になってしまったのでしょうか。私はその理由は三つあると考えています。

一つ目は診療報酬が低いということです。

医師が行う医療行為の収入は、疾患それぞれの治療や処置につけられた診療報酬点数で決まるということはご存知だと思います。手術などは比較的点数が高いのですが、ちなみに慢性上咽頭炎の処置料は12点（1点＝10円）です。これは風邪をひいたときなどに耳鼻科で受ける吸入と同じ処置料で１２０円です。慢性上咽頭炎の治療に欠かせない塩化亜鉛という薬も安価で、上咽頭炎の治療というのは患者さんの医療費負担がとても安くてすむ治療です。

しかし反対に医療を行う側にとってみれば、半ば「患者さんへのボランティア」という気持ちがないと続けられないような、経営的にまったく魅力のない治療なのです。

そのため現在ではほとんどの耳鼻科医が上咽頭炎治療に関心をもたないというのは、

十分にうなずけることです。

実際に慢性上咽頭炎の治療で耳鼻科に通院している患者さんに聞いてみると、塩化亜鉛を塗布するだけだと支払いは500円程度だといいます。1日に診療できる患者さんの数には限りがあり、病院の収入という点を考えれば、大勢の患者さんに慢性上咽頭炎治療を行っていたら、従業員に満足な給与も支払うことができないという事態にもなりかねません。

二つ目の理由は治療に伴う痛みです。

人間誰しも痛いことや苦しいことは嫌いです。上咽頭炎の治療効果は確かに目を見張るものがあるのですが、第2章で紹介した患者さんたちの例からもわかるように、もし上咽頭に炎症がある場合、塩化亜鉛を上咽頭に塗布したときの痛みはかなりのものがあります。これは極端な例ですが、私の患者さんで「お産より痛かった」と言った人もいたほどです。

実は、風邪のひき始めに上咽頭に塩化亜鉛を塗布する治療をすると劇的な効果が期待できるのですが、この治療をすると塩化亜鉛を染み込ませた綿棒には血液がべったりと付着し、同時に患者さんは強い痛みを感じます。

「○○耳鼻科に行くと風邪がすぐに治る」という評判がたてば、その耳鼻科はうれしいでしょう。しかし反対に「風邪をひいて○○耳鼻科に行ったら、すごく痛い治療をされた」という風評が流れてしまったら、開業医にとってはたいへんな痛手となります。

患者さんは「痛みのデメリット」と「治る速さのメリット」を天秤にかけるわけで、とくに痛みというのは人によって感じ方にかなり差が出るものです。開業医としてはそんなギャンブルのようなことはやりにくいでしょう。つまり十分に効果があるとわかっていても、患者さんに苦痛を与える治療は敬遠されるのが実際の医療なのです。このことは上咽頭炎治療だけでなく、慢性上咽頭炎という概念が普及するうえでの大きな障壁になっているのではないかと私は考えています。

三つ目の理由は、堀口氏らによる鼻咽腔炎治療が、頭痛や自律神経機能の異常だけでなく、糖尿病や膠原病、関節リウマチといったあらゆる難病に効くと報告されたため、かえって医師たちに懐疑心をもたせてしまい、この病気の考え方そのものが広まらなかったのではないかと思います。

医学は「この治療をすれば必ず治る」という必然性の科学ではありません。治るかもしれないけれど、治らない場合もあるという蓋然性《がいぜんせい》（確率）の科学です。

たとえば胃潰瘍とピロリ菌の関係はよく知られていますが、胃潰瘍の患者さんの、65〜80％の人の胃の中にピロリ菌がいますが、しかし実際には、ピロリ菌がいる患者さんの20％以下にしか潰瘍は発症しません。また効力の高い胃薬と2種類の抗生剤の併用療法でピロリ菌の除去は可能ですが、この方法でも20〜30％の患者さんはピロリ菌の除去に失敗します。つまりピロリ菌があるから必ず胃潰瘍になるのではなく、またピロリ菌の除去も必ず成功するわけでもないのです。

「医学は必然性の科学ではなく、蓋然性の科学である」ということは、医学部の学生のうちにきっちりと教育されていて、医者であるならば、自らのもつ医療常識にしっかりと刷り込まれています。したがって「何にでも効く」「これで必ず治る」というふれ込みの治療に対しては、本能的に「これは危ない」と感じ、懐疑心を抱くことになるのです。

さらに、新しい治療薬や治療法の効果を評価する場合は、プラセボ（偽薬）を使ったり、すでに行われている標準的な治療と比較したりした臨床研究が必要です。加えてその研究結果は欧米の権威ある医学雑誌（『ランセット』や『ニュー・イングランド・

ジャーナル・オブ・メディスン』など）に投稿され、厳しい審査を受けた後に論文として初めて公表されます。それで初めて共有されるエビデンス（根拠）となるのです。

ところがその治療がたいへん新しくて珍しいもので、画期的なものであればあるほど、論文掲載のハードルは高くなります。しかしそのハードルを越えない限り、世界に普及する治療として、後世に生き残ることはできないのです。

堀口氏らの鼻咽腔炎治療に関する研究は間違いなく偉大な功績ではあったでしょうが、残念ながら当時、このハードルを越えることはできなかったようです。科学的評価に耐えられる鼻咽腔炎に関する英語論文を探しましたが、見つけることはできませんでした。

しかし、患者さんに対する実際の診療で本当に役に立つのは、治療のガイドラインに掲載されている知識よりも、個々の医師たちによる臨床経験によって育まれた経験知やセンスであると私は思います。堀口氏とその一門の先生方が、喘息や膠原病、花粉症、関節リウマチ、頭痛など、さまざまな病気の患者さんたちを、鼻咽腔炎治療という極めて安く、しかも簡単にできる治療方法で救ったことは疑う余地はないと思います。

科学的評価に耐えうる論文がないにもかかわらず、知る人ぞ知る治療方法として、いまも一部の臨床医の間で続けられていることが、その治療のもつ底力を物語っていると思います。

私自身は学者として非力で、今後、慢性上咽頭炎の概念が後世に残るための科学的立証を行うことは容易なことではありませんが、臨床経験を積めば積むほど、人類の健康に役立ち、幸福に導く可能性をもったこの概念を何とかもう一度、表舞台に引き出さなければならないという思いが強くなっています。そして、その第一歩として、この本を世に出すことにしました。

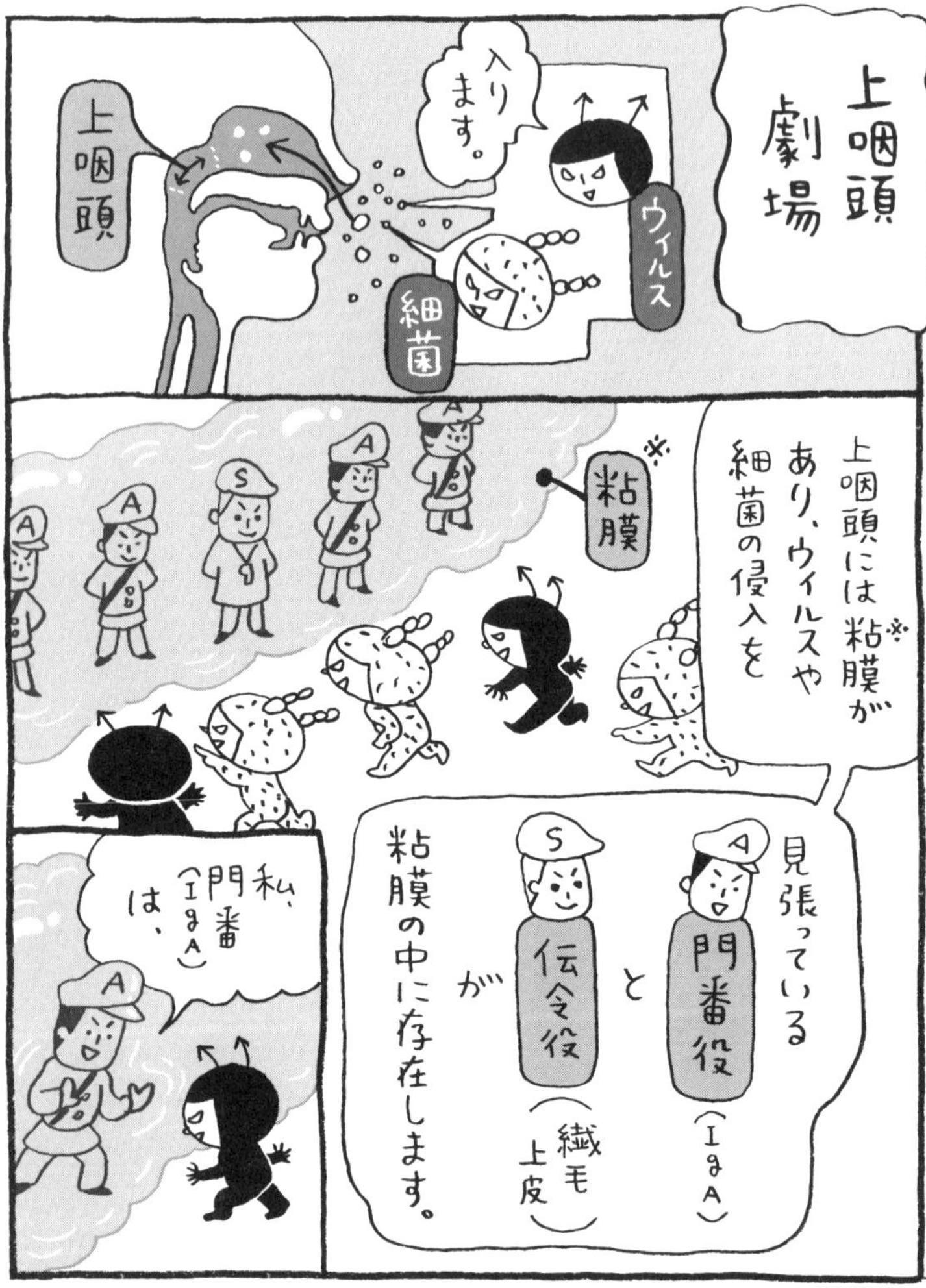

上咽頭劇場
入ります。
ウィルス
細菌
上咽頭
上咽頭には粘膜※がありウィルスや細菌の侵入を
粘膜※
見張っている門番役（IgA）と伝令役（織毛上皮）が粘膜の中に存在します。
私、門番（IgA）は、

1

※織毛上皮の粘膜

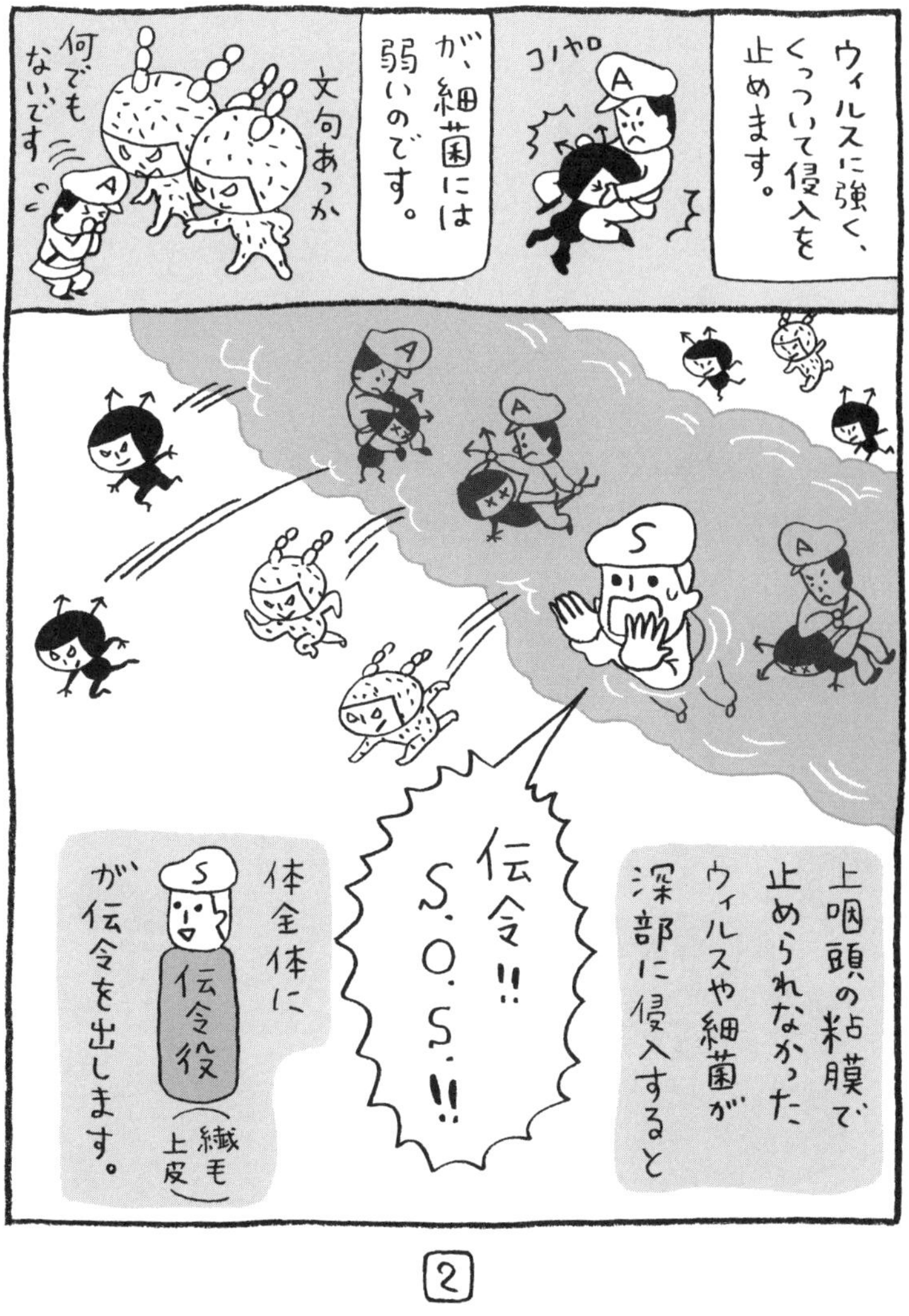

ウィルスに強く、くっついて侵入を止めます。
コノヤロ
A
が、細菌には弱いのです。
文句あっか
何でもないです
A
S
伝令!! S.O.S.!!
上咽頭の粘膜で止められなかったウィルスや細菌が深部に侵入すると
体全体に
S
伝令役
（繊毛上皮）
が伝令を出します。
2

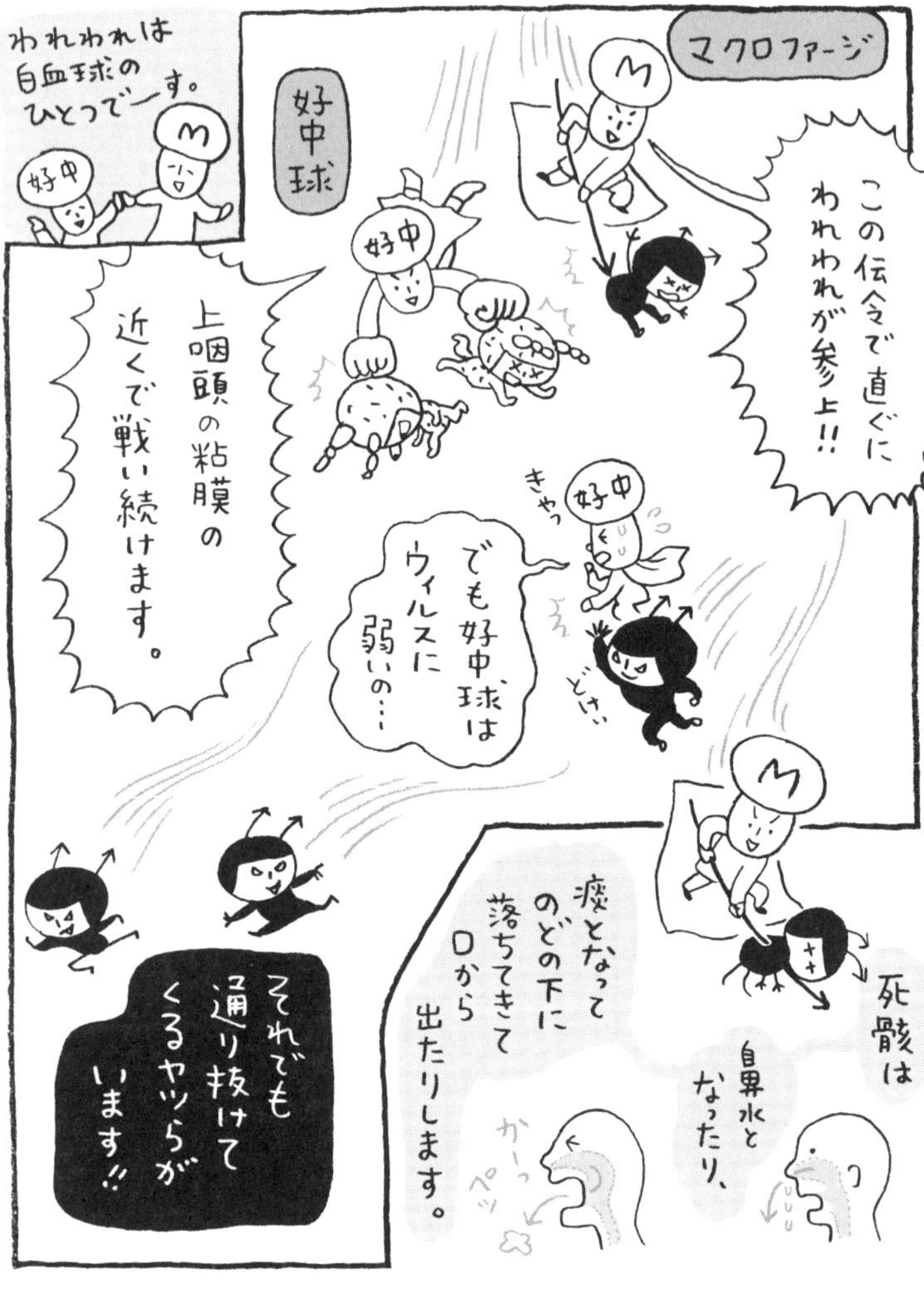

われわれは白血球のひとつでーす。
好中
M
マクロファージ
好中球
この伝令で直ぐにわれわれが参上!!
上咽頭の粘膜の近くで戦い続けます。
きゃっ
でも好中球はウィルスに弱いの…
どけい
死骸は鼻水となったり、
痰となってのどの下に落ちてきて口から出たりします。
かーっ
ペッ
それでも通り抜けてくるヤツらがいます!!

3

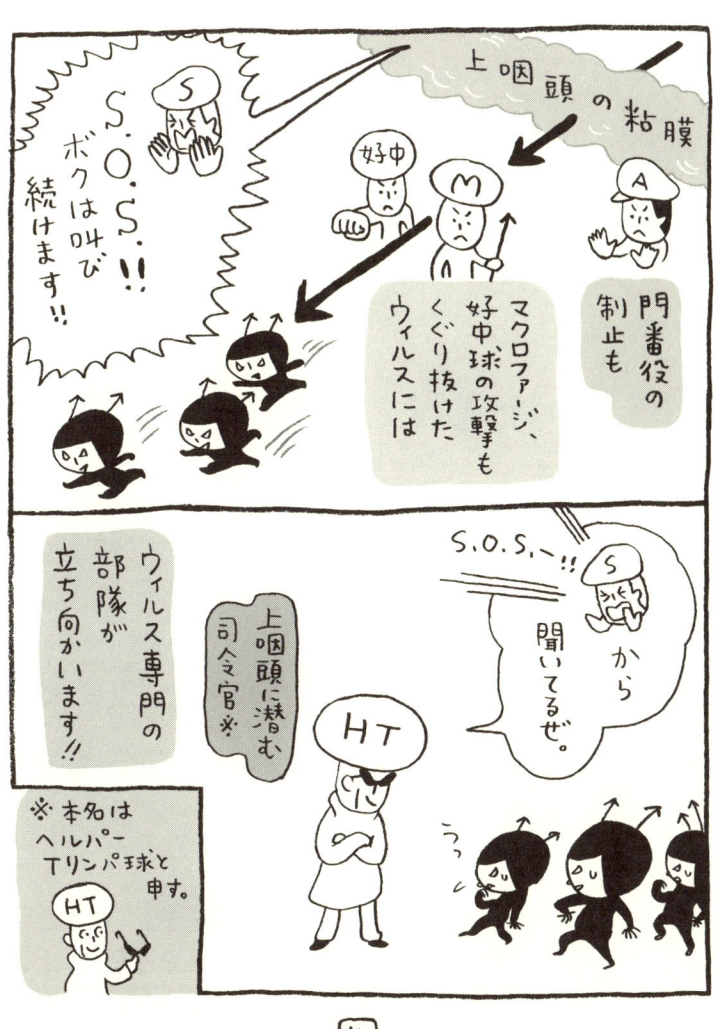

上咽頭の粘膜
門番役の制止も
A
好中
M
マクロファージ、好中球の攻撃もくぐり抜けたウィルスには
S
S.O.S.!!
ボクは叫び続けます!!
S.O.S.ー!!
S
から聞いてるぜ。
上咽頭に潜む司令官※
ウィルス専門の部隊が立ち向かいます!!
HT
うっ
※本名はヘルパーTリンパ球と申す。
HT

4

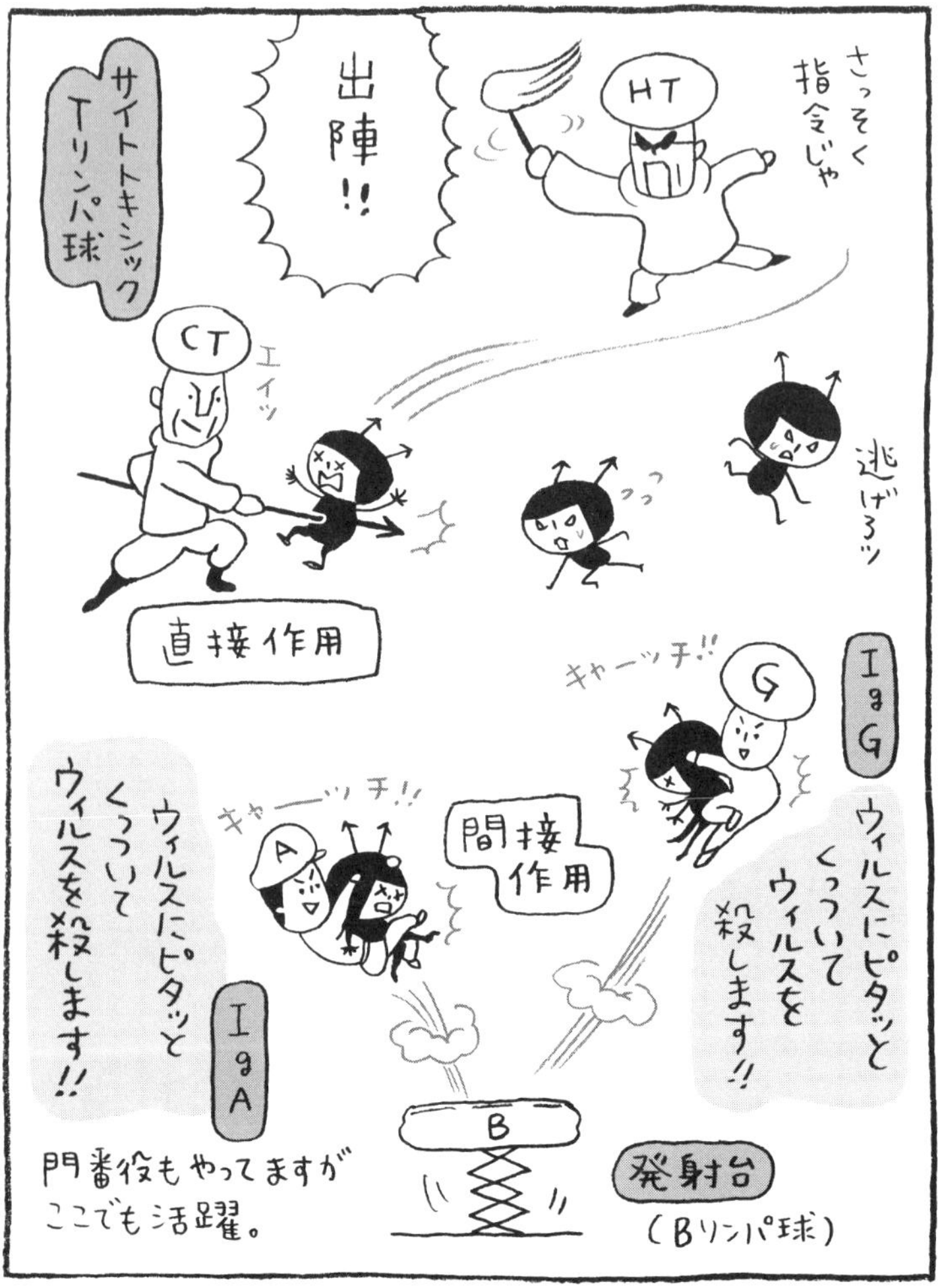

さっそく指令じゃ
出陣!!
サイトトキシックTリンパ球
CT
エイッ
逃げろッ
直接作用
キャーッチ!!
G
IgG
ウィルスにピタッとくっついてウィルスを殺します!!
キャーッチ!!
A
間接作用
ウィルスにピタッとくっついてウィルスを殺します!!
IgA
門番役もやってますがここでも活躍。
B
発射台
(Bリンパ球)

5

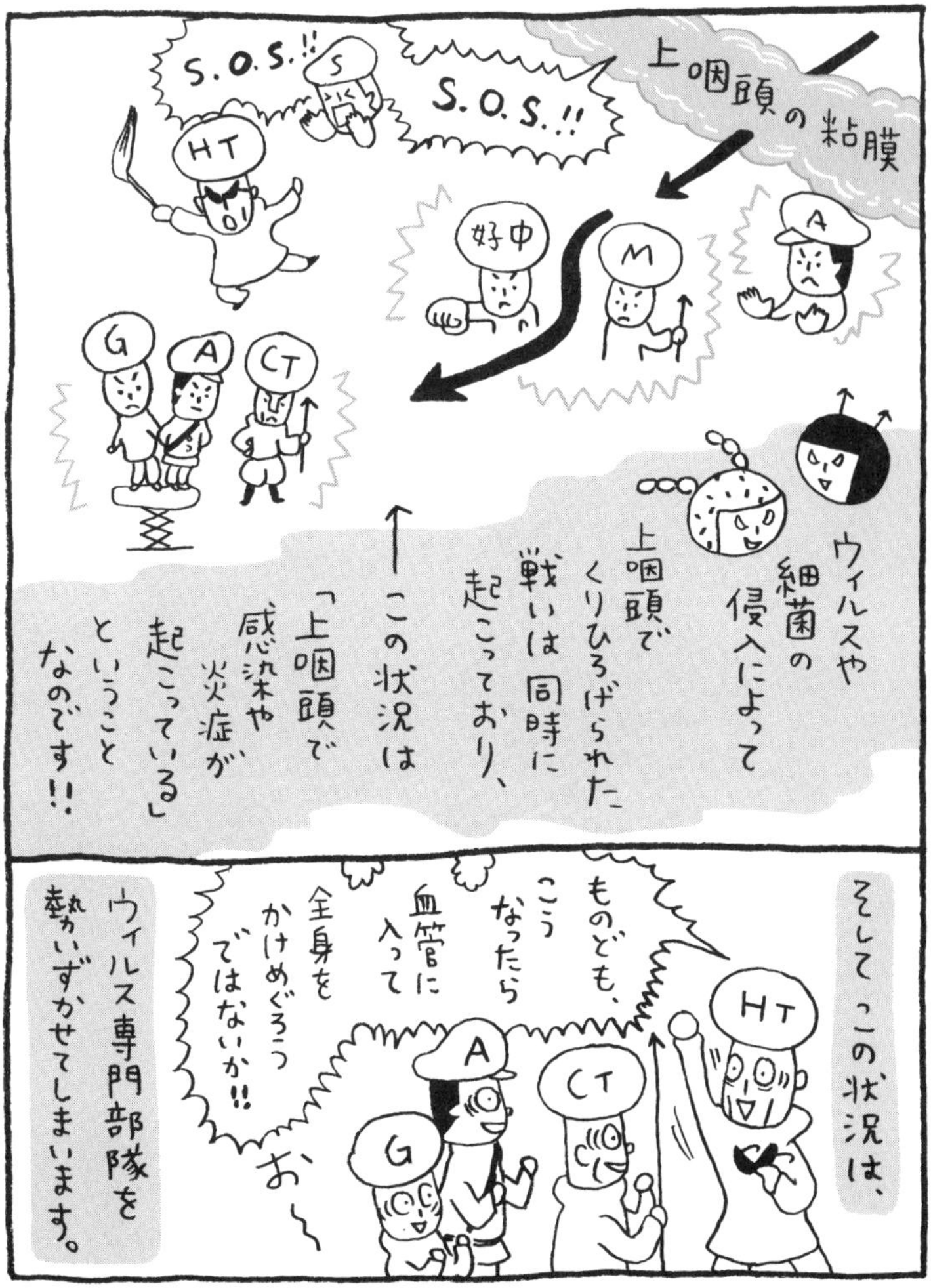

上咽頭の粘膜
S.O.S.!!
S.O.S.!!
ウィルスや細菌の侵入によって上咽頭でくりひろげられた戦いは同時に起こっており、
←この状況は「上咽頭で感染や炎症が起こっている」ということなのです!!
そしてこの状況は、
ものども、こうなったら血管に入って全身をかけめぐろうではないか!!
お～
ウィルス専門部隊を勢いずかせてしまいます。

6

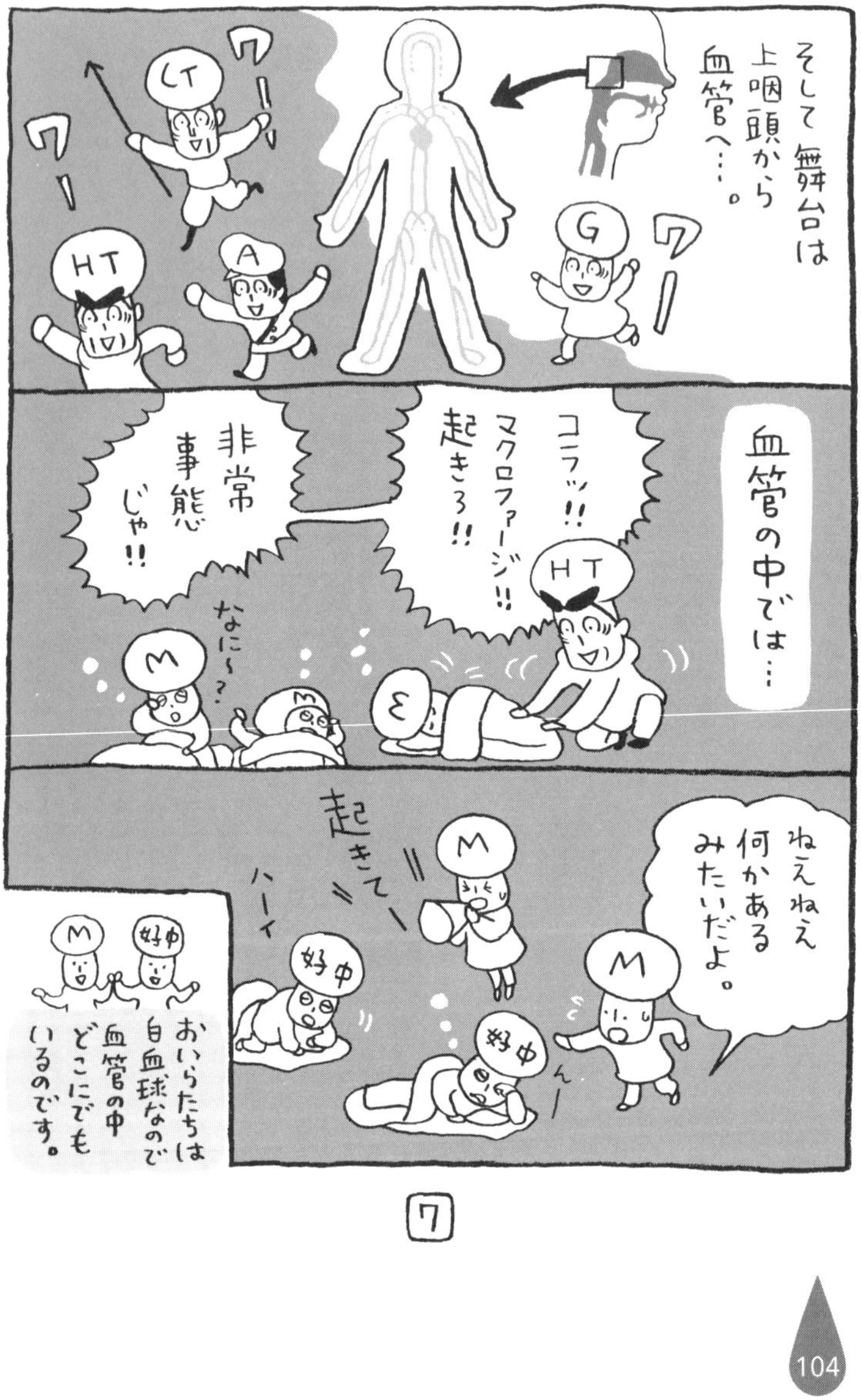

そして舞台は上咽頭から血管へ…。
ワー
ワー
ワー
ワー
血管の中では…
コラッ!! マクロファージ!! 起きろ!!
非常事態じゃ!!
なに〜?
ねえねえ何かあるみたいだよ。
起きて〜
ハーイ
ん〜
おいらたちは白血球なので血管の中どこにでもいるのです。

7

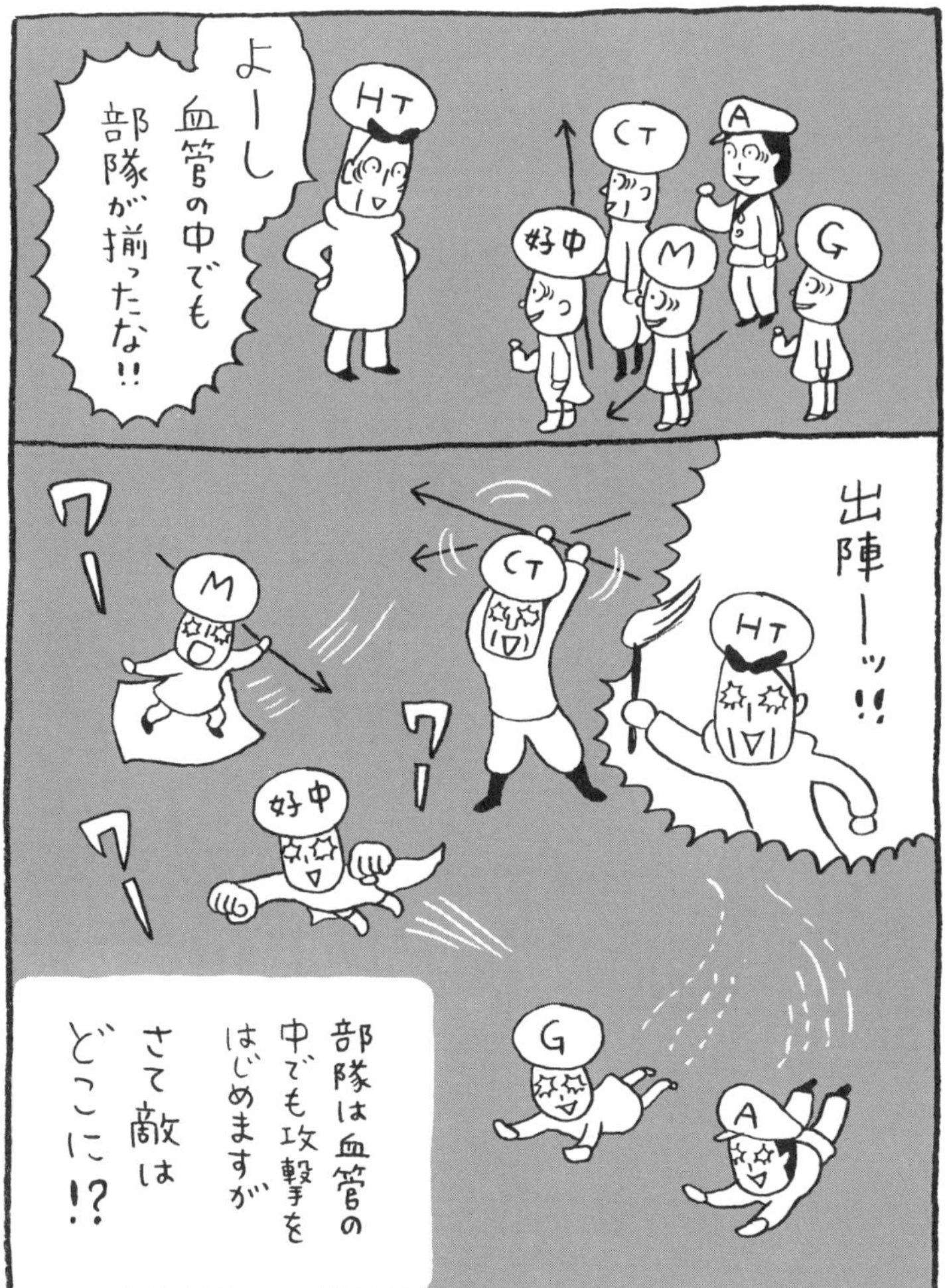
よーし
血管の中でも
部隊が揃ったな!!
HT
CT
A
好中
M
G
出陣ーーッ!!
ワー
ワー
ワー
部隊は血管の
中でも攻撃を
はじめますが
さて敵は
どこに!?

⑧

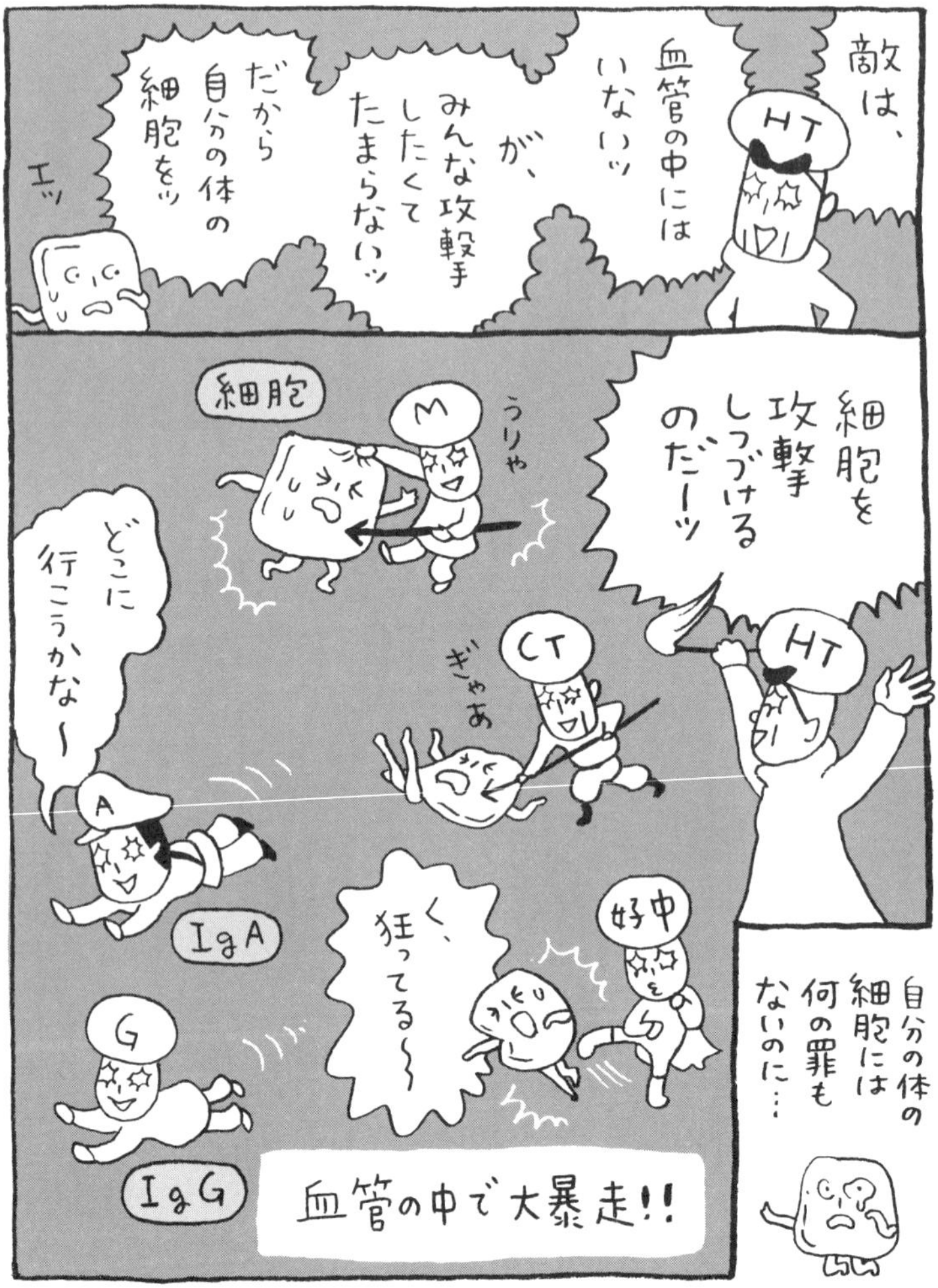

敵は、
血管の中にはいないッ
が、みんな攻撃したくてたまらないッ
だから自分の体の細胞をッ
エッ
細胞を攻撃しつづけるのだーッ
うりゃ
細胞
ぎゃあ
どこに行こうかな〜
く、狂ってる〜
IgA
IgG
血管の中で大暴走!!
自分の体の細胞には何の罪もないのに…

9

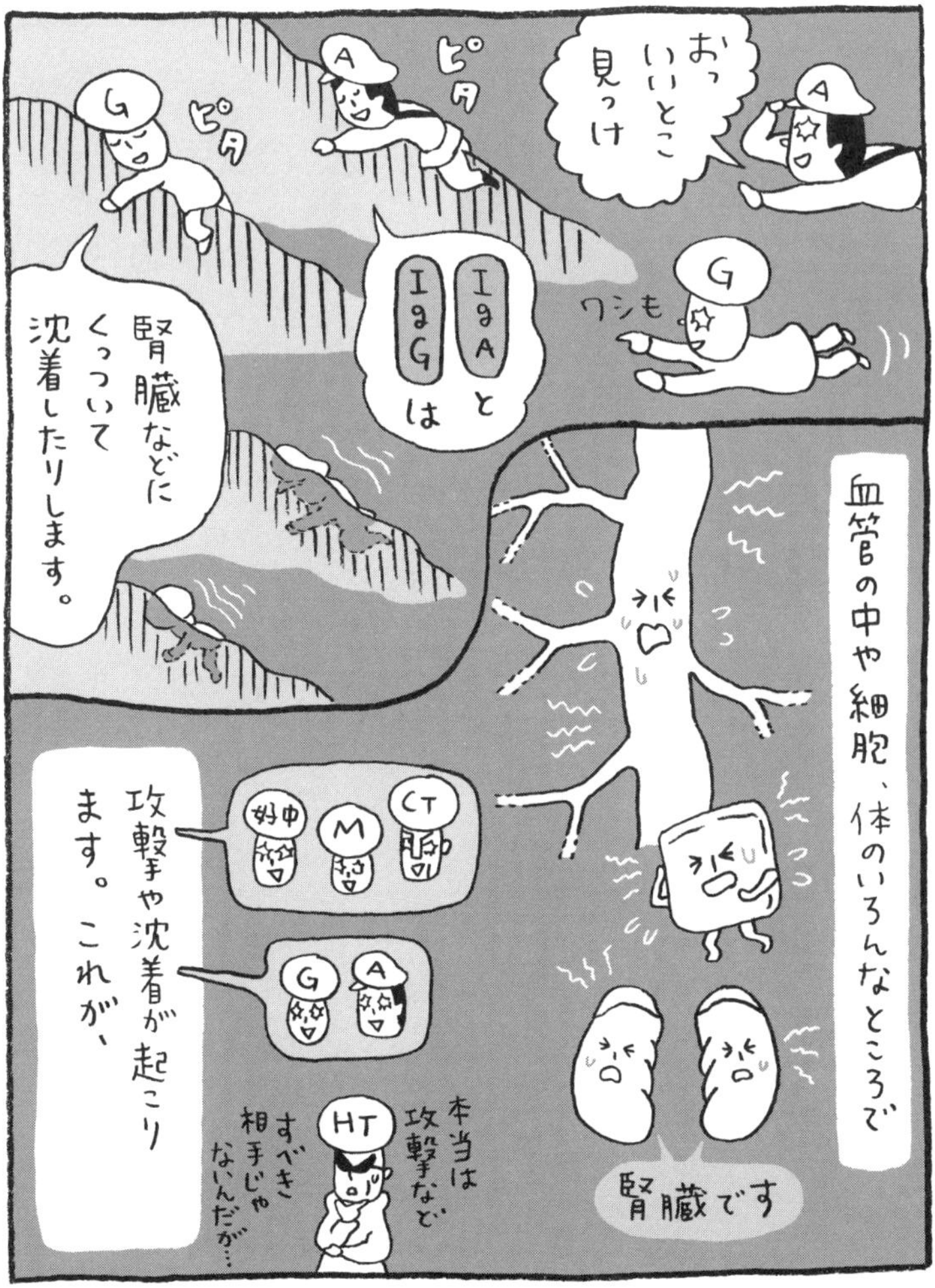
おっ いいとこ 見っけ
ピタ
ピタ
ワシも
IgAとIgGは
腎臓などにくっついて沈着したりします。
血管の中や細胞、体のいろんなところで
腎臓です
攻撃や沈着が起こります。これが、
本当は攻撃などすべき相手じゃないんだが…

10

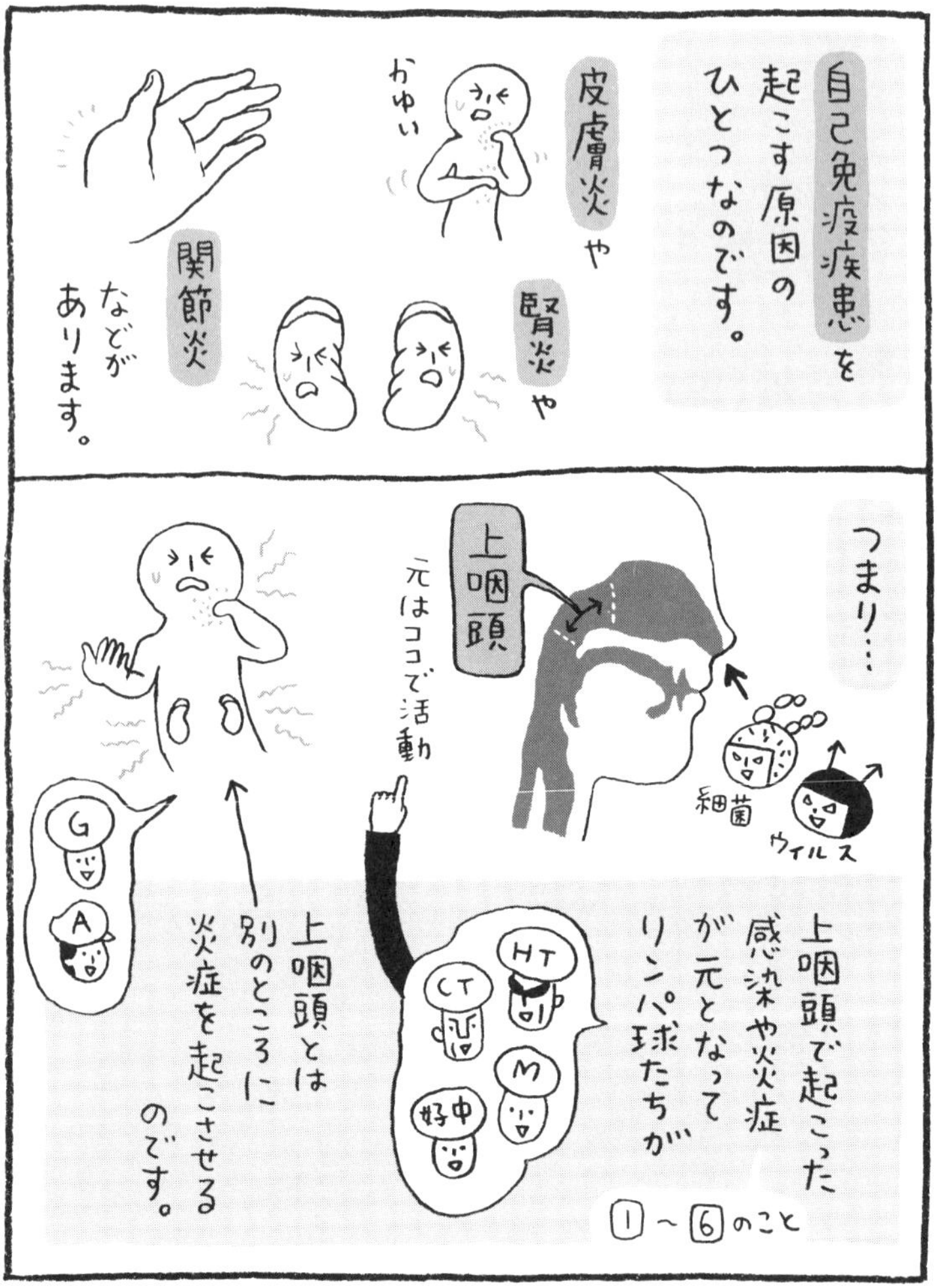
自己免疫疾患を起こす原因のひとつなのです。
皮膚炎や
かゆい
腎炎や
関節炎
などがあります。
つまり…
上咽頭
元はココで活動
細菌
ウイルス
上咽頭で起こった感染や炎症が元となってリンパ球たちが
1～6のこと
HT
CT
M
好中
上咽頭とは別のところに炎症を起こさせるのです。
G
A

11

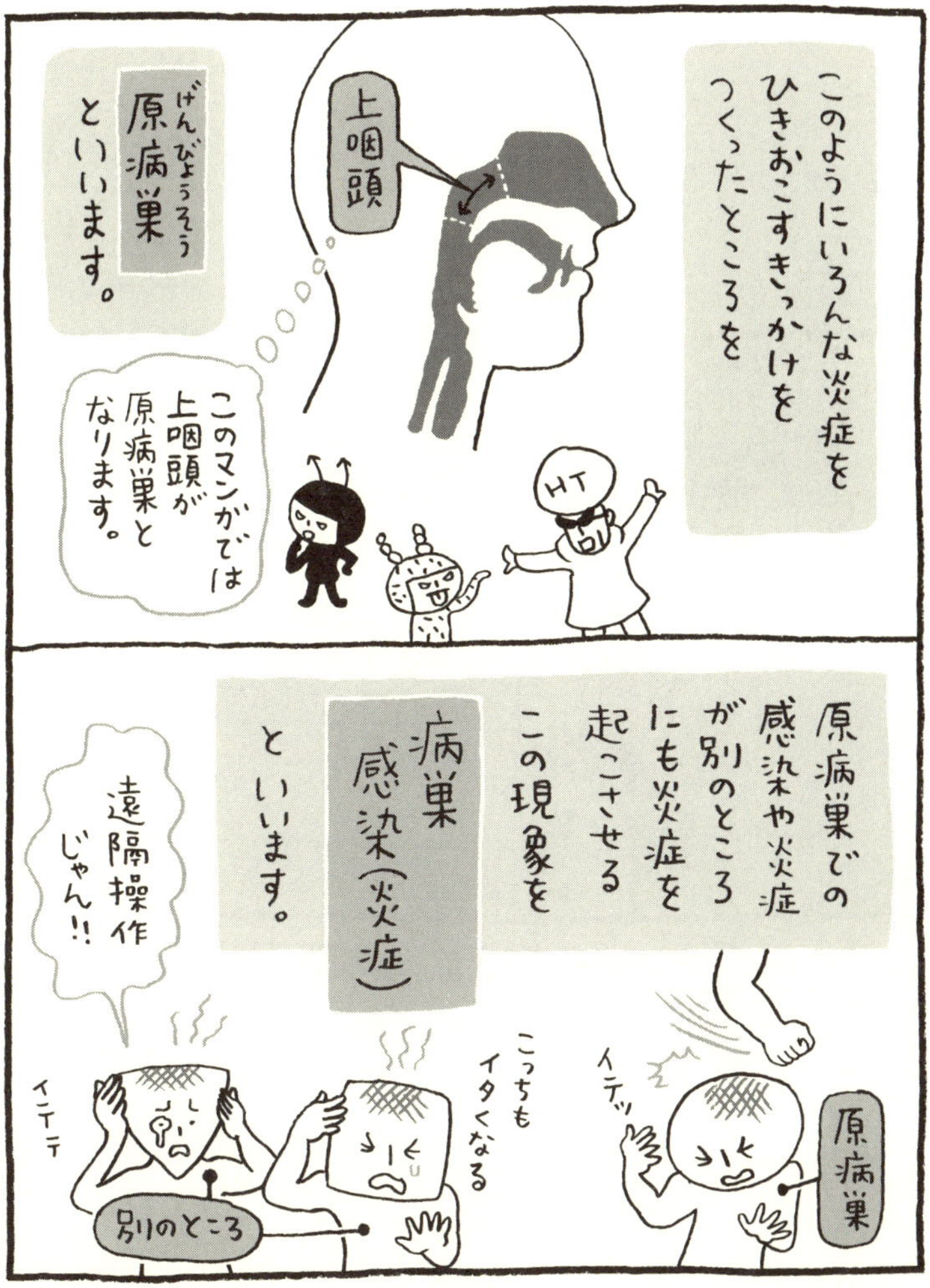

このようにいろんな炎症をひきおこすきっかけをつくったところを
上咽頭
原病巣《げんびょうそう》といいます。
HT
このマンガでは上咽頭が原病巣となります。
原病巣での感染や炎症が別のところにも炎症を起こさせるこの現象を
病巣感染(炎症)といいます。
原病巣
イテッ
こっちもイタくなる
別のところ
イテテ
遠隔操作じゃん!!

12

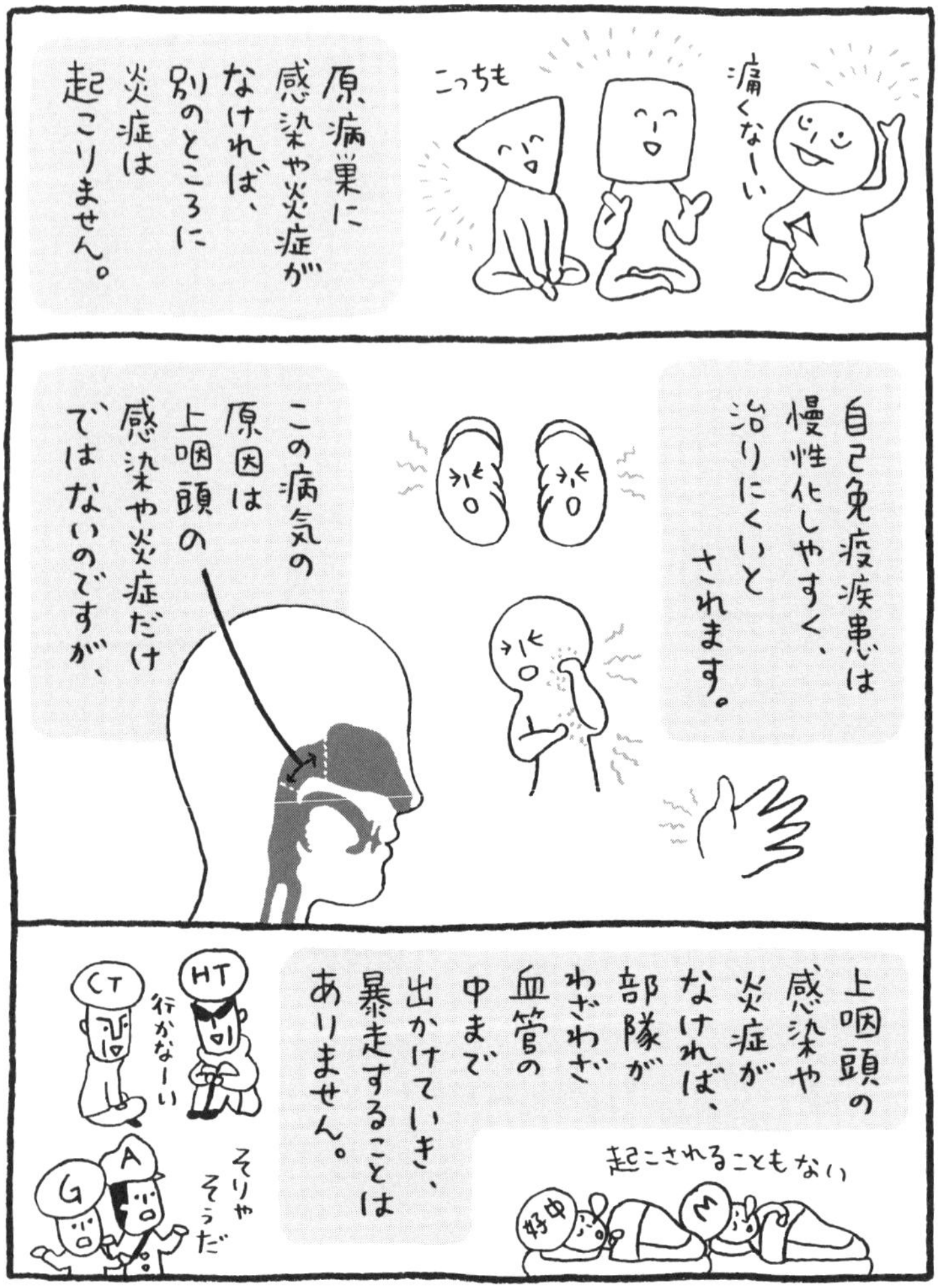

痛くなーい
こっちも
原病巣に感染や炎症がなければ、別のところに炎症は起こりません。
自己免疫疾患は慢性化しやすく、治りにくいとされます。
この病気の原因は上咽頭の感染や炎症だけではないのですが、
上咽頭の感染や炎症がなければ、部隊がわざわざ血管の中まで出かけていき、暴走することはありません。
起こされることもない
好中
M
HT
行かなーい
CT
そりゃそうだ
A
G

13

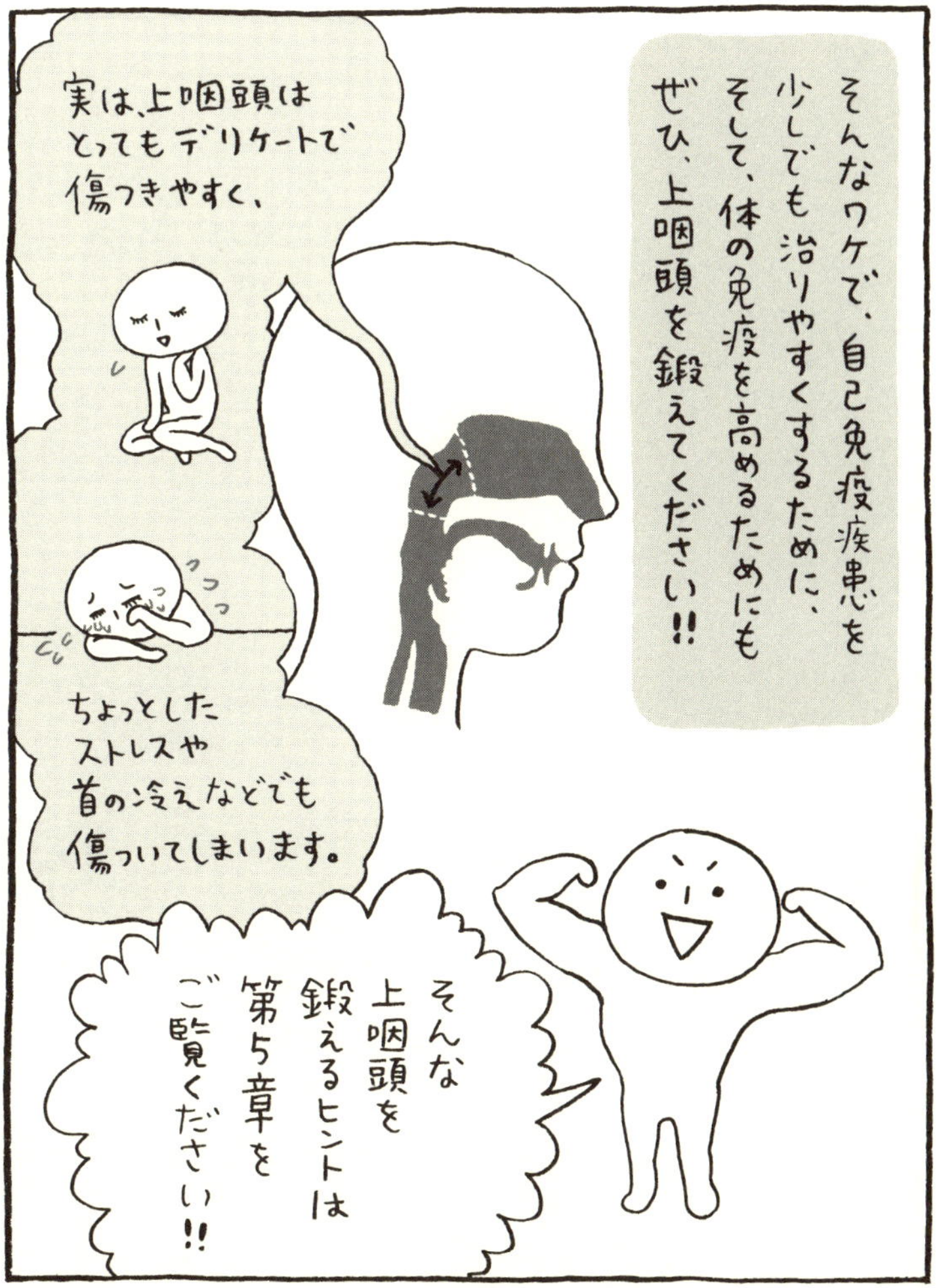
実は、上咽頭はとってもデリケートで傷つきやすく、
ちょっとしたストレスや首の冷えなどでも傷ついてしまいます。
そんなワケで、自己免疫疾患を少しでも治りやすくするために、そして、体の免疫を高めるためにもぜひ、上咽頭を鍛えてください!!
そんな上咽頭を鍛えるヒントは第5章をご覧ください!!

14

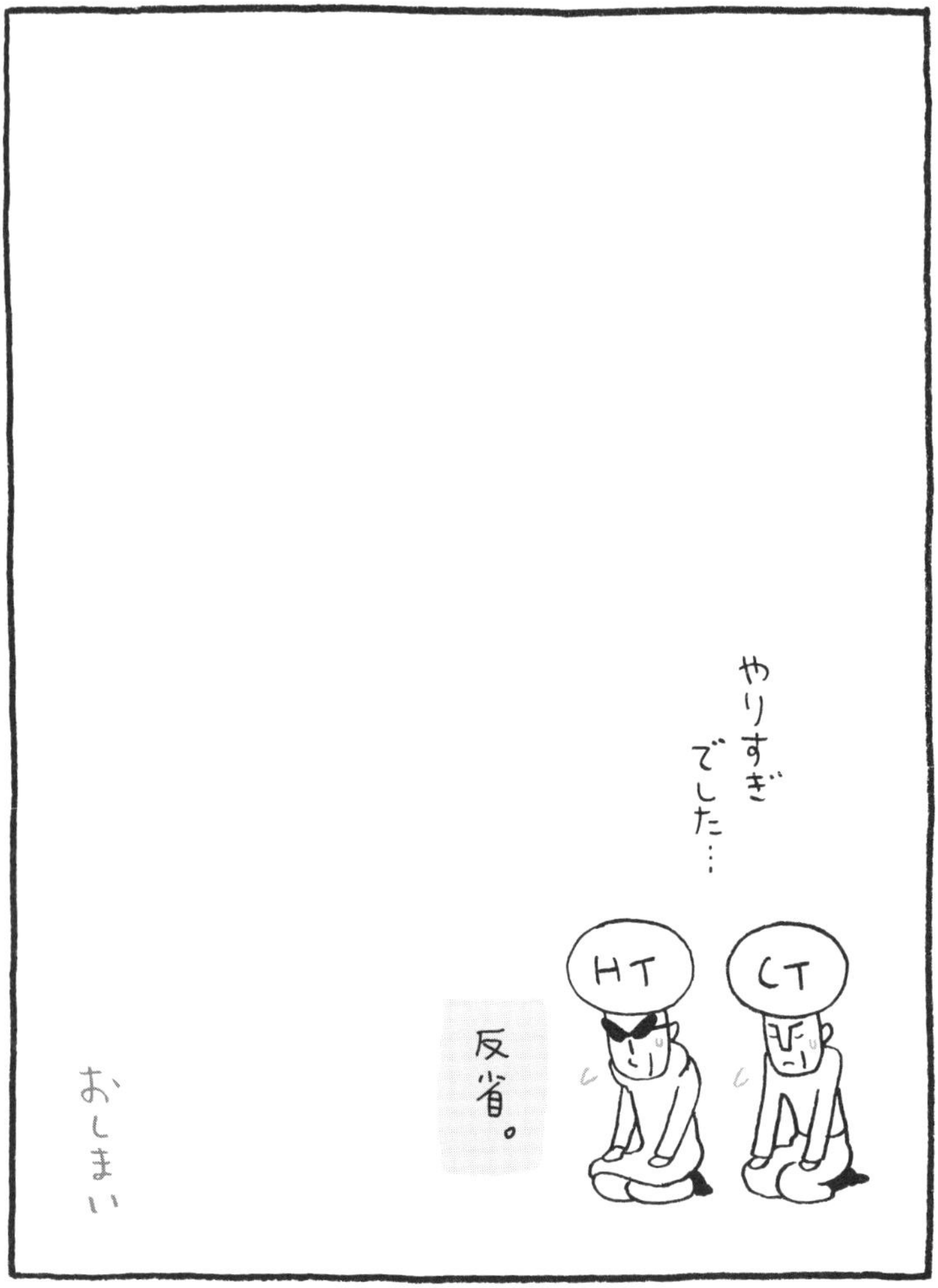

15

第4章

慢性上咽頭炎の診断と治療法

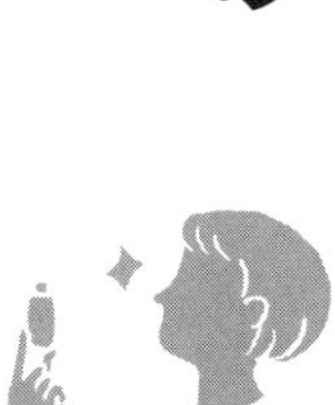

「のどの痛み」は上咽頭の痛み

第3章で風邪は上咽頭の急性炎症であるとお話ししましたが、風邪のひき始めの症状として「のどの痛み」はつきものです。

この「のどの痛み」ですが、扁桃の炎症がひきおこしていると考えている方が多いのではないでしょうか。ところが、ＩｇＡ腎症の治療のためにすでに扁桃を摘出した患者さんから、「先生、扁桃を取ったのに風邪をひいたらやっぱりのどが痛いよう……。どうして?」と聞かれることがしばしばあります。

確かに、子どもの場合は、風邪によって急性炎症を起こしている扁桃そのものがのどの痛みの原因であることが多いのですが（この場合、しばしば高熱を伴います）、大人の場合はのどが痛くても扁桃に炎症があるとは限りません。むしろ扁桃に炎症があることは稀だと言えます。

実際、のどが痛いと訴える患者さんに口を開けてもらい口腔内を丹念にのぞいても、痛んでいる部位を見つけられないことのほうが圧倒的に多いのですが、そんなときに医者は「のどがちょっと赤いですね」などとあいまいな説明をするものです。かくいう私も昔はそうでした。

扁桃には炎症がないのに、なぜのどの痛みは起きるのでしょうか。

実はこの「のどの痛み」こそが、上咽頭の痛みなのです。

慢性上咽頭炎に詳しい杉田麟也先生（杉田耳鼻咽喉科院長）によれば、のどの痛み**（咽頭痛）**のために来院した患者さんの実に90％は上咽頭に原因があり、実際に痛みを感じる中咽頭に炎症があったのはわずか10％にすぎなかったと報告しています（口咽科 23：23−35, 2010）。

ここで、のどの各部位の名称を17ページのイラストを見ながらもう一度、確認しておきましょう。

鼻の孔《あな》があり、その奥が鼻腔、その奥が上から上咽頭、中咽頭、下咽頭と三つの部位に分かれています。鏡の前で口を開けたときに見える口蓋垂から両脇の口蓋扁桃あたりが中咽頭、その下の舌の付け根あたりから奥の部分が下咽頭です。

さて、「唾を飲み込むとのどが痛い」と感じた経験は誰にでもあると思いますが、その場合、痛みを感じるのは中咽頭から下咽頭にかけての部分です。そこで綿棒を用いて中咽頭から下咽頭にかけてあちこち触れても、痛いと感じる部位は見つかりません。ところが綿棒を上咽頭に入れたとたん、「あっ、そこ！」というように痛みの本丸に行き当たることが多くあります。そしてそこに塩化亜鉛を塗ってみると、綿棒には血液がつき、強い痛みを感じます。この血液の付着と強い痛みによってその部位に炎症が起きていることがわかります。

このように痛みの原因である炎症を起こしている部位と、実際に痛みを感じる部位が違う現象を、医学用語では関連痛《かんれんつう》といいます。たとえば心筋梗塞を起こすと、左肩や左上腕が痛むことがあるのはよく知られています。

私の患者さんで、のどの奥の違和感が気になって耳鼻科を何件も回ったけれど原因がわからず、「精神的なものではないか」と言われた人がいます。そこで、その人の上咽頭を綿棒で触ってみると、案の定、「アッ、そこです！」という反応が返ってきました。これは上咽頭で起きている炎症の関連痛として、中咽頭から下咽頭に痛みを感じている証拠です。

上咽頭の炎症によって生じる関連痛は、のどの痛みだけではありません。頭痛や肩こりとして起こっている場合も多いのです。とくに頭痛は風邪のつらい症状の一つですが、これも上咽頭炎の関連痛です。ひどく肩がこったと感じていたら実は風邪のひき始めだった、という経験をおもちの方も多いと思いますが、これも同じく関連痛で、この関連痛こそが上咽頭炎の特徴の一つであると言えます。

ところで、前章で風邪のひき始めに上咽頭に塩化亜鉛を塗ると劇的に効果があるとお話ししましたが、その理由はもうおわかりいただけるでしょう。つまり、風邪の原因である上咽頭の炎症を塩化亜鉛で焼いて治してしまうのですから、ウイルスや細菌が上咽頭にとどまっている段階であれば、それ以上、風邪が悪化することはない、ということです。

慢性上咽頭炎の診断方法

これまで免疫システム、自律神経システムを通して、上咽頭の炎症が私たちの体にさまざまな影響を与えるということ、それはまさに健康の状態を測る「リトマス試験紙」のようなものだということをお話ししてきました。

また、上咽頭はつねに炎症を起こしている場所であり、その慢性炎症状態が生理的炎症（**リンパ球が戦闘準備の状態**）であれば体になんら悪さをしませんが、風邪やストレスなどがきっかけで、いつでも簡単に病的炎症（**リンパ球が戦闘状態に入っている**）に変わってしまうこともお話ししました。そして、慢性上咽頭炎を肉眼で確認することの難しさについても、繰り返し述べてきました。

風邪で起こる急性上咽頭炎は、ファイバースコープで上咽頭をのぞくと膿汁や分泌物などがついていて、表面が赤く炎症を起こしており、診断は比較的簡単にでき、分泌物を調べれば溶連菌などの細菌が認められます。ところが慢性上咽頭炎の場合は、ファイバースコープでのぞいても、せいぜい軽度の発赤《ほっせき》がある程度で、慢性上咽頭炎を知らない人がのぞいたら、なんら異常は見つけられません。

ところが塩化亜鉛を上咽頭に塗布すると、炎症があれば容易に出血します。それが診断になり治療にもなると、鼻咽腔炎の治療で一世を風靡した堀口申作氏も自身の著書で書いています。また堀口氏は、出血した慢性上咽頭炎の人の80％は自覚症状がなかったことも指摘しています。ちなみに、慢性上咽頭炎があれば塩化亜鉛を用いなくとも、生理食塩水（**体液と同じ塩化ナトリウム濃度0・9％の食塩水**）をしみこませた綿棒でこするだけで出血します。

このように慢性上咽頭炎の診断はたいへん難しく、堀口氏が行ったように塩化亜鉛などを上咽頭に直接塗ることしか診断方法がないと思っていましたが、実は外からの触診で「この人には上咽頭炎がありそうだ」と予測をつけることもできることがわかりました。

そのことを教えてくれたのは、前述の杉田麟也先生です。

杉田先生は感染症の専門家として、順天堂大学耳鼻咽喉科医局長、順天堂浦安病院耳鼻咽喉科診療科長を歴任し、2005年、千葉県千葉市に杉田耳鼻咽喉科を開業されました。

私は内科医で、咽頭の診療技術は本職の耳鼻科医に遠く及びません。そこで慢性上咽頭炎診療に実績のある杉田先生の言葉を借りながら、慢性上咽頭炎の診断方法についてご紹介します。

杉田先生が大学病院で診察していたころは、上咽頭といえばガンができる場所、という認識しかなかったそうですが、いまでは朝から晩まで上咽頭炎、上咽頭炎、上咽頭炎、と診察する患者さんの約90%が上咽頭に炎症があり、痰が出たり、咳が出たり、のどがイガイガしたり、といった症状を訴えるそうです。

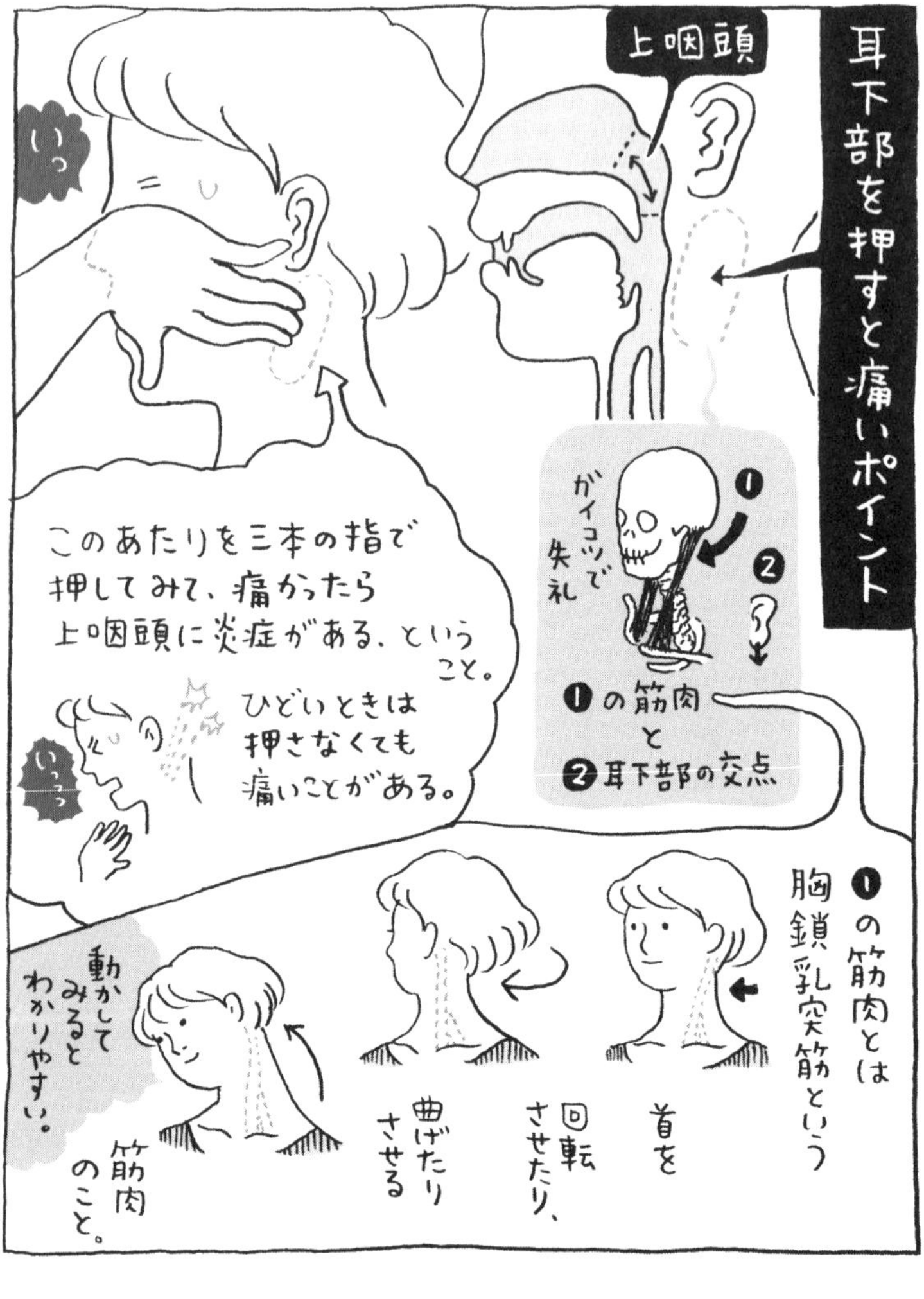
耳下部を押すと痛いポイント
上咽頭
いっ
このあたりを三本の指で押してみて、痛かったら上咽頭に炎症がある、ということ。
ひどいときは押さなくても痛いことがある。
ガイコツで失礼
❶
❷
❶の筋肉と❷耳下部の交点
❶の筋肉とは胸鎖乳突筋という
首を
回転させたり、
曲げたりさせる
筋肉のこと。
動かしてみるとわかりやすい。

杉田先生が行っている慢性上咽頭炎の診断方法の基本は触診です。

耳の後ろ、専門的には耳下部の胸《きょう》鎖《さ》乳突筋《にゅうとつきん》付着部付近**（右イラスト参照）**を人差し指、中指、薬指の3本でやや強い力を込めて触ると、慢性上咽頭炎がある患者さんは痛みを感じます。杉田先生はこの痛みこそが慢性上咽頭炎がある証拠であるといいます。

上咽頭に炎症があると耳下部を触ると痛みを感じ、その炎症が強い場合には、触診したときに指先に筋肉の張りを感じますが、これは右のイラストのように上咽頭と耳下部は同じ高さにあることが関係しています。つまり、上咽頭の炎症反応が付近の柔らかい組織にも及ぶために、押したときの痛みや筋肉の緊張が生じるのだと考えられます。

この触診法を使えば、塩化亜鉛を塗布しなくても慢性上咽頭炎の有無が判断できるので、たいへん便利な診断方法だといえます。

加えて、慢性上咽頭炎があるとのどに痛みを感じる患者さんはたくさんいます。ですから、なかなか取れないのどの痛みがあり、さらに咳が出る**（これは上咽頭からの分泌物が下方に流れて気管に入ることで生じます）**、のどがイガイガするなどの症状があって、耳の下を押して痛みを感じた場合は、慢性上咽頭炎である可能性が高いと考えられます。

慢性上咽頭炎の治療①——塩化亜鉛の塗布

慢性上咽頭炎の有無を診断できたら、次は治療です。

堀口氏の時代から、慢性上咽頭炎の標準的な治療は、収斂剤《しゅうれんざい》である塩化亜鉛の1％溶液を直接上咽頭に塗布し、炎症を焼くことでした。

現在、積極的に慢性上咽頭炎の治療を行っている杉田先生も、塩化亜鉛の1％溶液を用いていらっしゃいます。杉田先生の治療法は、1％の塩化亜鉛をしみこませた綿棒を約1分、鼻に差し入れて、薬液がしみ込むのを待ちます。炎症の度合いによりますが、慢性上咽頭炎が存在する場合、綿棒を抜くと血液が付着しています。その後、咽頭捲綿子《いんとうけんめんし》に1％の塩化亜鉛溶液をひたして、口から上咽頭に塗布します（左イラスト参照）。この治療を1週間に1回行い、最初の短期間だけ少量のステロイド剤を併用しているそうです。

私は臆病な内科医で、自分が行った医療行為により、患者さんが痛がったり出血し

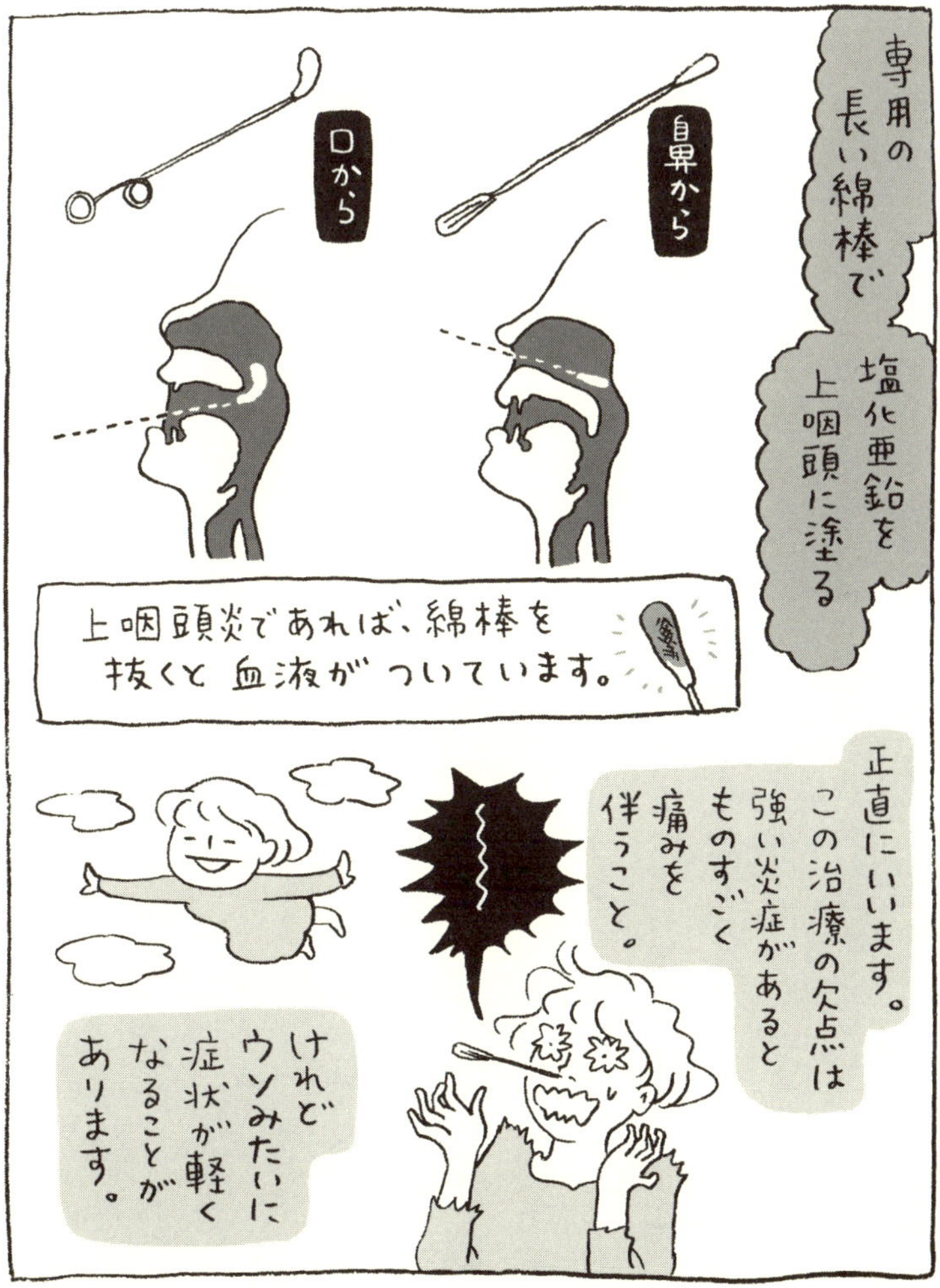
専用の長い綿棒で
塩化亜鉛を上咽頭に塗る
鼻から
口から
上咽頭炎であれば、綿棒を抜くと血液がついています。
正直にいいます。この治療の欠点は強い炎症があるとものすごく痛みを伴うこと。
けれどウソみたいに症状が軽くなることがあります。

たりすることには抵抗感があるので、通常の半分の濃度の0・5%塩化亜鉛溶液を使っています。それでも患者さんの炎症が強い場合は、かなりの痛みを伴います。

杉田先生も、「この治療の欠点は、痛みを伴うことです。けれど、確実に効果があることも事実です。〈もう二度とこの治療をしないでくれ！〉と、すごい剣幕で怒って帰った患者さんが、1週間後、〈ウソみたいに症状が軽くなった。もっと早くこの治療をすれば良かった〉というほどです。良さがわかれば、その痛みは我慢できるんですね」とおっしゃっています。

このようにすぐに効果を実感できる塩化亜鉛の塗布ですが、本来は毎日行うのがもっとも効果的といえます。しかし私の外来に来られる患者さんは遠方の人が多く、頻繁に通院することは困難なため、必要な患者さんには同意を得て、1日1回（夜）から2回（朝と夜）に塩化亜鉛0・5%溶液の点鼻をしてもらっています。点鼻を始めたきっかけは、慢性上咽頭炎の塩化亜鉛点鼻に関する1960年代の記事を見つけたからです。

点鼻を行うときには、塩化亜鉛の塗布で患者さんがどの程度しみたり、痛みを感じたりするかによって、塩化亜鉛の溶液濃度を0・5%にしたり、半分の0・25%にしたりしています。

もちろん、激しい慢性上咽頭炎がある場合、点鼻も最初はかなりしみますが、続けるうちにだんだんとしみなくなります。しかしいったんしみなくなっても、風邪のひき始めや風邪気味のときに塩化亜鉛を点鼻すると、また強くしみて痛みも感じます。そして、点鼻をすれば、風邪は軽症で済み、治りも早いことは、どの患者さんも指摘しています。

ただし、塩化亜鉛の点鼻は決して標準的な治療ではないことは申し上げなければなりません。私の外来に来られる患者さんは遠方の方が多く、耳鼻咽喉科で行うような、頻回の塩化亜鉛の塗布が難しいため、やむなく点鼻を行っているというのが実情です。

また改善効果が高い塩化亜鉛溶液の点鼻ですが、注意しなければならない点があります。鼻腔の炎症が強い場合、点鼻をするときに頭を下げすぎると、まれに嗅覚や味覚が低下することがあるということです。これは、鼻腔奥の上壁に分布する嗅神経が塩化亜鉛によって障害されるためと考えられますが、すぐに点鼻を中止すれば、数週間で嗅覚も味覚も完全に回復します。そこで私は患者さんには、枕を首から頭にあてて頭が下がらないようにしてから、点鼻するように指導しています。前述の堀口氏も、まれに塩化亜鉛塗布で嗅覚がなくなることがあると報告しています。

では、この慢性上咽頭炎に劇的に効く塩化亜鉛はどこに行けば手に入るのでしょうか。塩化亜鉛は、「副作用が一切ない薬品」（堀口氏）と言われています。鼻腔や上咽頭への塩化亜鉛塗布が、現在に至るまで、50年以上にもわたって細々とはいえ続いていることが、安全な治療であることの裏づけでもあると思います。また、歯科の領域では、歯がしみる象牙質知覚過敏症に8％の塩化亜鉛溶液（商品名カントップ用8％塩化亜鉛溶液）が歯科口腔用薬として市販されています。

しかし、現在の薬事法では塩化亜鉛は劇物指定されていて、ふつうの人は入手することはできませんし、医者でさえ、1％の塩化亜鉛溶液はわざわざ調剤薬局などに頼んでつくってもらわなければなりません。加えて塩化亜鉛を常備している耳鼻咽喉科が、いまではたいへん少ないという現実があります。また、塩化亜鉛の点鼻は治療薬として認可されていないので、病院などで医師に処方してもらうことはできません。

つまり、現状では塩化亜鉛治療を受けることは、簡単ではないのです。

耳鼻科医である杉田先生も「上咽頭に塩化亜鉛を塗ることの効果を、ほとんどの耳鼻科医は知りません」と指摘します。

とくに、風邪の症状である急性上咽頭炎にはこの治療はたいへん効果があることは、私も自分で経験済みです。この本の出版を契機に、多くの耳鼻咽喉科でこの治療を受けられるようになることを私は祈念しています。

巻末（180ページ）に、上咽頭炎の塩化亜鉛治療を行っている医療機関を紹介しましたので、参考にしてください。

慢性上咽頭炎の治療②——生理用食塩水で鼻うがい

塩化亜鉛の溶液を上咽頭や鼻腔に塗るという方法は、確かに効果的ですが、患者さんにとっては、痛いし、苦しいし、まれに嗅覚が低下してしまうこともある治療です。また塩化亜鉛は劇物で一般に手に入れることが不可能な薬品で、加えて、塩化亜鉛を塗布する治療を行っている耳鼻咽喉科は全国でも数えるほどしかありません。

このような現状から、私は患者さんが自分でできる、安全でやさしい治療法を模索してみました。

もっとも単純で簡単な方法は、生理食塩水を使った鼻うがい（**鼻洗浄**）です。生理食塩水とは0・9％の濃度の食塩水で、水と食塩の割合を1000：9にして作ります。水1ℓなら9gの食塩、水500㎖なら4・5g（**小さじ1〈5g〉から、耳かき1さじ分ほど減らした量**）の食塩を入れます。水は蒸留水や精製水（コンタクトレンズ用のもので可）を使うようにし、水道水は残留塩素を含むので避けたほうが良いでしょう。

鼻うがいの方法は、エネマシリンジ（**鼻洗浄用シリンジ**）や市販の鼻洗浄器具やスポイトなどを用います。エネマシリンジを用いる場合は鼻から入れて「エー」と声を出しながら口から出します。1回の鼻洗浄に用いる生理食塩水の量は100～200ccです。スポイトを用いる場合は2～4cc（**のどに落ちてくるのがわかる程度**）ずつ、両方の鼻に入れます。この場合は少量なので、口から出すのは難しいので飲んでもかまいません（**左イラスト参照**）。注意する点は、鼻洗浄後すぐに鼻をかまないことです。まれに中耳炎などになることもあります。

日本では昔から風邪の予防に鼻うがいをしている人がいましたが、私は「のど」のうがいよりも数段の効き目があると思います。なぜなら、私たちが習慣にしている「のど」のうがいは、表面が繊毛上皮ではなく扁平上皮で覆われている中咽頭を洗浄、消

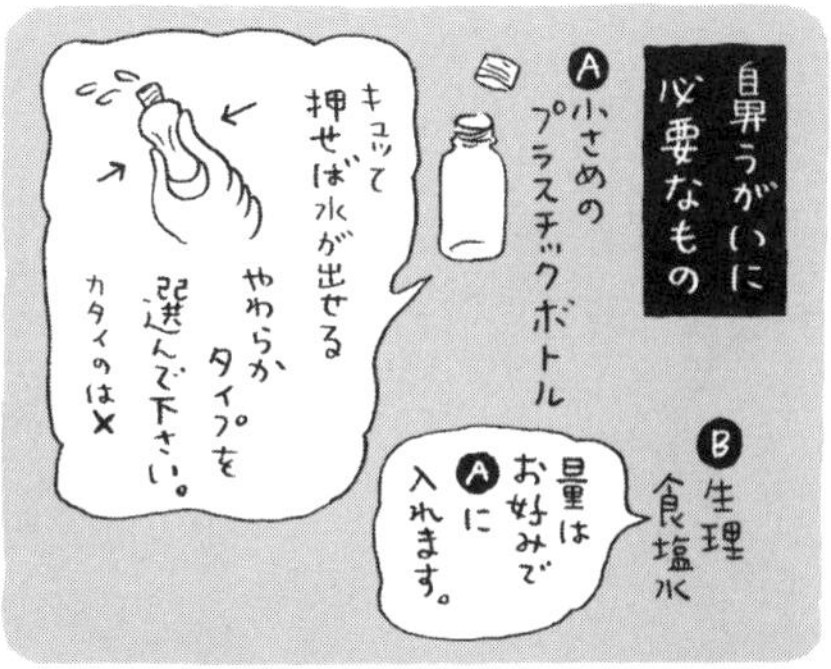
鼻うがいに必要なもの
A 小さめのプラスチックボトル
キュッて押せば水が出せるやわらかタイプを選んで下さい。
カタイのは✕
B 生理食塩水
量はお好みでAに入れます。

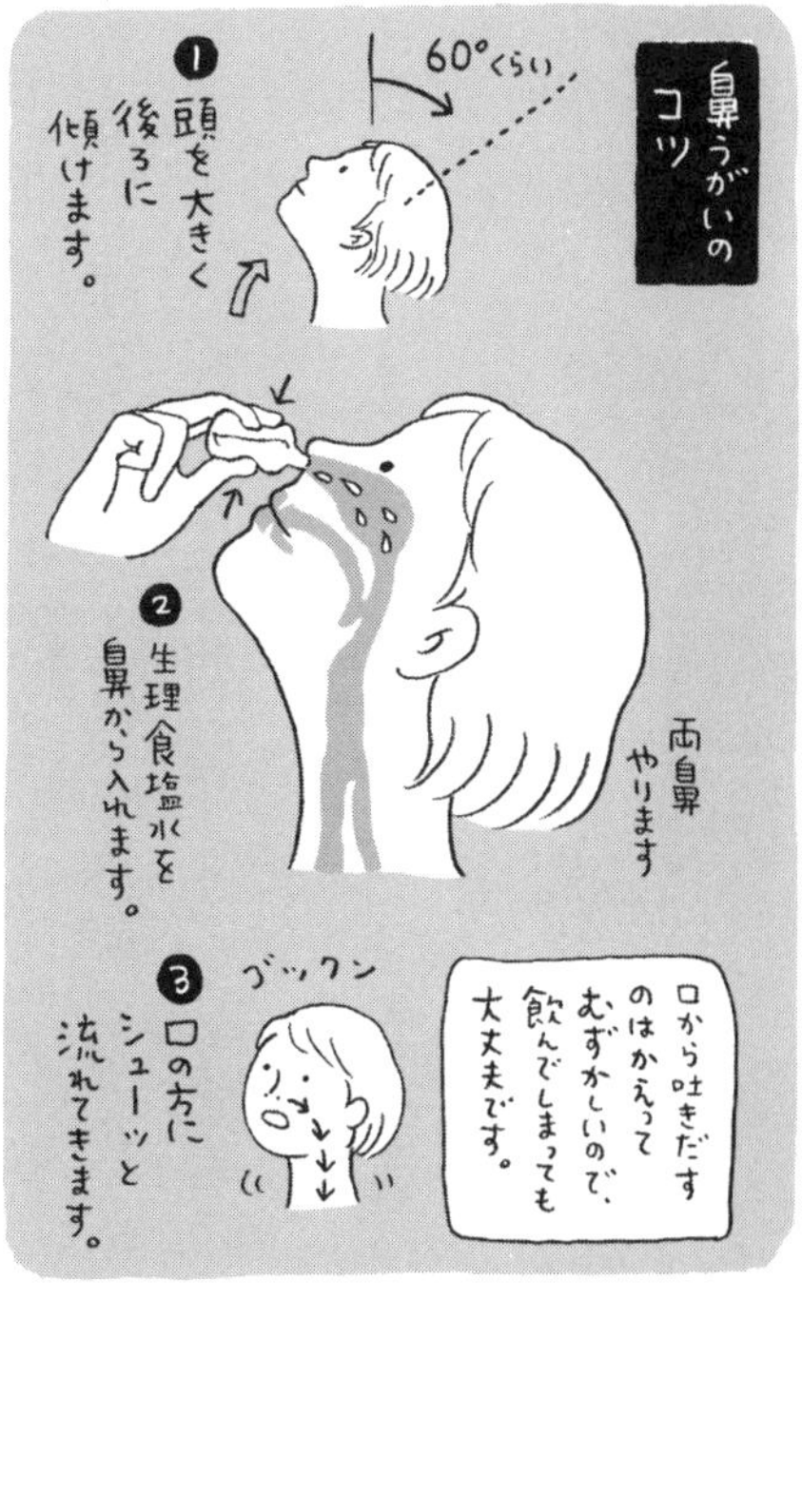
鼻うがいのコツ
60°くらい
❶ 頭を大きく後ろに傾けます。
❷ 生理食塩水を鼻から入れます。
両鼻やります
❸ 口の方にシューッと流れてきます。
ゴックン
口から吐きだすのはかえってむずかしいので、飲んでしまっても大丈夫です。

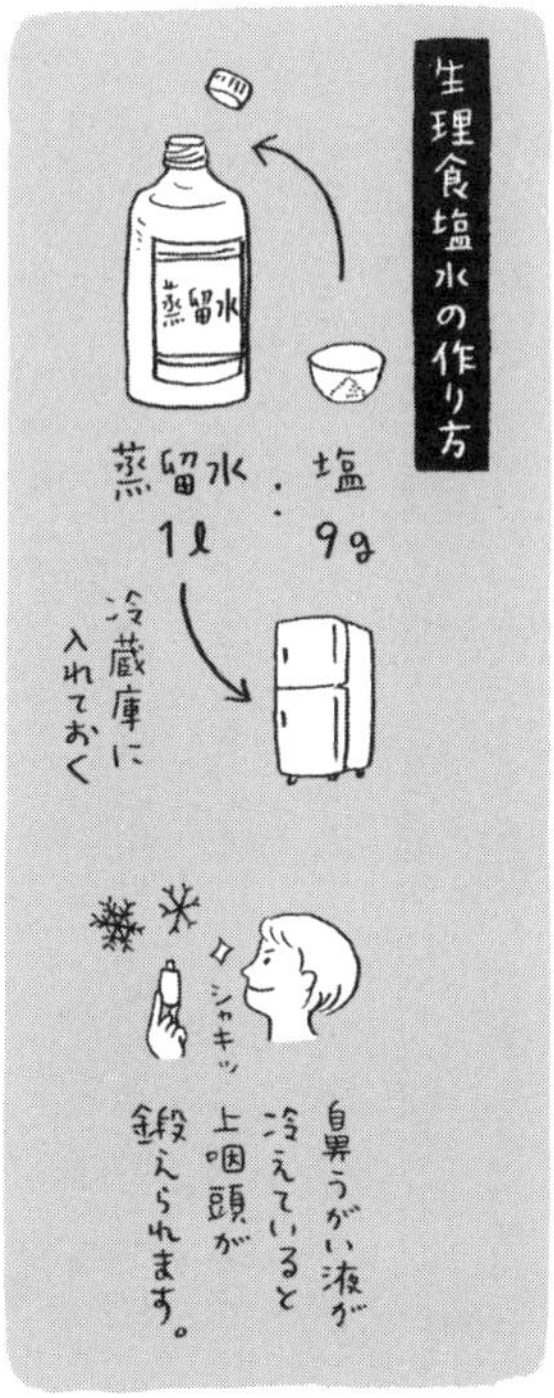
生理食塩水の作り方
蒸留水
蒸留水 : 塩
1ℓ　9g
冷蔵庫に入れておく
シャキッ
鼻うがい液が冷えていると上咽頭が鍛えられます。

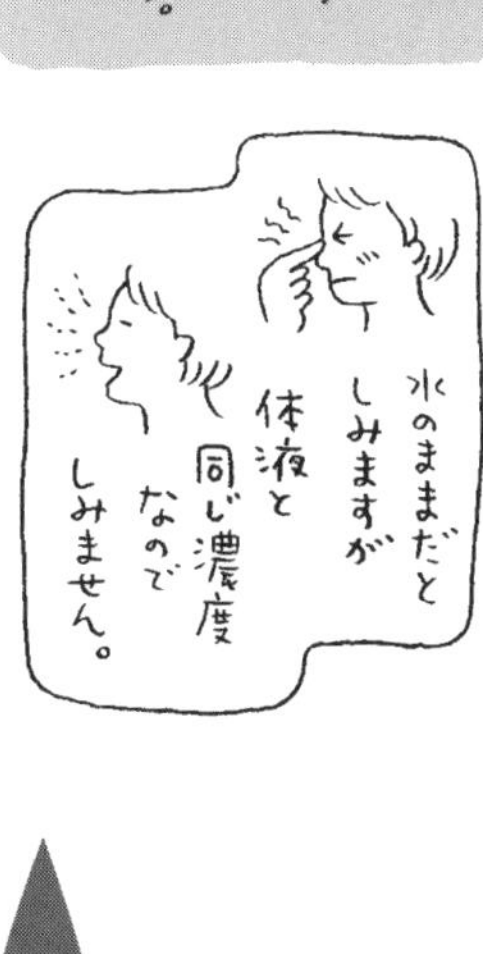
水のままだとしみますが
体液と同じ濃度なのでしみません。

毒しているにすぎないからです。

京都大学保健管理センター長の川村孝教授の研究では、「水うがいで風邪の発症を4割程度減少させたが、ヨード液のうがいでは風邪の発症は低下しなかった」（Am J Prev Med 29：302－307, 2005）と報告しています。川村教授の結論は、ヨード液より水うがいのほうがいい、ということでしたが、別の見方をすれば、「のど」うがいそのものにたいした効果がないという解釈もできます。実際、日本以外のアメリカ、イギリス、カナダ、韓国などでは風邪の予防のためにのどうがいをするという習慣はないようです。つまり、ほこりや病原菌が付着しやすいのは上咽頭であって中咽頭ではありませんから、上咽頭に付着したウイルスや病原微生物を洗い流すためには、鼻うがいのほうが効果的なのです。

鼻うがいは、コツをつかめば比較的簡単にできるようになりますので、ぜひとも習慣にしていただきたいものです。

先日、ハワイに留学していた知人から、ハワイでは昔から、風邪のひき始めには海に入って、鼻から海水を入れて口から出す、鼻洗浄の習慣があるということを聞きました。これはまさに塩水を使った鼻うがいです。

このように風邪の予防には手ごたえがあった生理食塩水を使った鼻うがいですが、血尿が消えないＩｇＡ腎症の患者さんたちに生理食塩水で鼻洗浄をしてもらったところ、必ずしも満足のいく治療効果を得ることはできませんでした。

上咽頭に付着した病原微生物を生理食塩水で洗い流す方法は、風邪予防としては効果があっても、すでに起こっている炎症を抑えたり、上咽頭の繊毛上皮細胞にすでに感染を起こしているウイルスや細菌を完全に除去することは難しかったようです。そこで私は引き続き別の治療法を探してみることにしました。

慢性上咽頭炎の治療③――馬油の点鼻

次に試してみたのが、馬油です。

馬油は炎症を和らげる効果があり、昔からやけどの治療などに使われています。調べてみると、すでに馬油の点鼻が花粉症の治療に使われている実績があることがわかりました。そこでインターネットで点鼻できる無香料液状タイプの馬油を見つけ、純馬油１００％で、口中に入っても無害なことも確認し、患者さんの了解を得て、さっそく上咽頭炎の治療に試してみました。

そもそも馬油には抗炎症作用があるため、結果としてそこそこの効果を認めることができましたが、油であるため、鼻に入れたときの違和感を訴える人が多く、患者さんの評判は必ずしもいいとは言えませんでした。

慢性上咽頭炎の治療④——青梅搾汁濃縮液で鼻うがい

生理食塩水を使った鼻うがいや馬油の点鼻は、臨床効果や患者さんの評判がいま一つだったため、引き続き別の治療法を考えてみました。

その一つが、青梅の搾汁濃縮液を使う方法です。

日本では昔から梅肉には殺菌効果があることはよく知られています。実際、ご飯に梅干しをのせる「日の丸弁当」は、ご飯の腐敗防止効果もある優れものとして、いまでも多くの人に親しまれています。

また梅には殺菌効果に加えて、抗炎症作用があるといわれ、人間の体にも安全であることから、梅のエキスを鼻洗浄の溶液として使えないかと考えました。

そんな思案をしていたころ、運良く梅の成分を研究開発するアダバイオ株式会社の足立正一社長と出会う機会があり、上咽頭炎の重要性を理解していただくことができました。そして、同社の大澤立志氏らの尽力によって、慢性上咽頭炎治療に使えそうな梅エキス洗浄液「ミサトール リノローション」の開発にこぎつけることができました。

この商品は、調製容器に梅エキスをしみ込ませて乾燥させた綿球を入れ、少量の水に浸したあと専用洗浄器具を使って梅エキスが溶け込んだ洗浄液を吸い取り、鼻を洗浄します。洗浄後は梅エキスが上咽頭にいきわたるように、仰向けの状態で5分間待ちます。これを朝、晩の1日2回行います。

風邪のひき始めや炎症がひどい場合には、少ししみますが、塩化亜鉛を塗布したときのような痛みはなく、ミサトール リノローションで鼻洗浄を続けることで、徐々に炎症が鎮静化していき、次第にしみなくなってきます。

まだ実用化されて間もない商品なので評価はこれからですが、これまでのところ、使用に伴う不快感など問題になるような報告もなく、患者さんたちからの評判はおおむね良好です。また、ミサトールを用いた基礎的研究でも抗炎症効果が認められています。

ただし、ミサトール リノローションは医家向けの商品なので、原則的に医師の紹介がないと購入できません。ミサトール リノローションの詳しい情報は、アダバイオ株式会社（TEL027-343-8601 http://www.adabio.co.jp/）にお問い合わせください。

慢性上咽頭炎の治療⑤――微酸性電解水で鼻うがい

もう一つの治療法として、次亜塩素酸を含み殺菌効果の高い微酸性電解水「プレフィア」を使った鼻うがいを紹介します。

この水を知ったのは、とあるアレルギー疾患のセミナーで「微酸性電解水を用いた加湿装置を使えば、インフルエンザウイルスが除菌できる」という内容の講演を聴いたことがきっかけです。

講演を聴きながら「これは上咽頭炎の治療に使えるのではないか」と考え、講演終了後、演者の浅井重臣氏（微酸性電解水を製造販売している有限会社グローバルアイ社長）

に病巣感染の概念について説明しました。そして、浅井氏にこの概念をご理解いただけたことで、上咽頭洗浄用の微酸性電解水をつくっていただくことができました。この商品は浅井氏によって「プレフィア」と名づけられましたが、Prevent Focal Infection Aqua（病巣感染を防ぐ水）という意味があります。

この商品の特徴は高い殺菌効果で細菌、ウイルス、真菌の除菌ができます。青梅搾汁濃縮液「ミサトール リノローション」のような抗炎症効果はありませんが、この水で鼻洗浄をすることで、上咽頭に付着した病原微生物を洗い流し、上咽頭を除菌することが期待できます。

使用方法は、鼻から入れた水がのどに落ちてくるのがわかるくらいの量を鼻から入れて、出てきた水を口から吐き出すか、少量の場合はそのまま飲み込みます。1日に何度か使用すれば、それだけ効果を感じられるので、家で手軽にできる上咽頭洗浄液としておすすめです。

微酸性電解水は食品添加物としても認可されており、安全性に関する情報も確認したうえで、塩化亜鉛点鼻の代替として、患者さんには一昨年末より了解を得て使い始めました。「プレフィア」に替えたことで症状が悪化した人はいませんが、しみなくていいという患者さんが多い半面、しみないために効果に疑問を感じてしまい、「塩化亜鉛のほうがいい」という患者さんもいます。

プレフィアは通信販売で購入できます。グローバルアイのＨＰ（http://globaleye-yamagata.jp/medic/prefia.html）から商品購入サイト（http://junka.ocnk.net/）に入ってみてください。

「ミサトール リノローション」も「プレフィア」も使用した患者さんの評判はおおむね良好で、効果も期待できるので、耳鼻科で塩化亜鉛治療ができない方にもおすすめの治療法であるといえます。

慢性上咽頭炎の治療はいつまで続ければいいのか

これまで何度もお話ししてきましたが、上咽頭というのはつねに炎症が起こっている部位です。この炎症は、われわれ人間が空気を吸って生きているという体の仕組みから考えても、避けられないものです。その炎症が生理的炎症、つまり健康であるのか、病的炎症、つまり病気であるのか、それが問題なのです。

ただし、上咽頭の炎症が病的炎症なのか、生理的炎症なのかを判別することは、多くの場合、実際には困難です。たとえば塩化亜鉛を塗ったとき綿棒に血液が付着すれば病的炎症といえますが、血液が付着しなくても痛みだけがある場合、はたして病的炎症なのか生理的炎症なのかの判断はたいへん難しいからです。

したがって慢性上咽頭炎の治療は、片頭痛やめまい、吐き気、咳、痰などの自覚症状が完全になくなったときが、治療の終了といえます。また、腎臓病、関節炎、皮膚疾患などの病巣感染による二次疾患の原病巣として慢性上咽頭炎を治療する場合は、こうした疾患の病状が治療目標に達したときが、治療終了の目安となります。

治療目標とは、腎臓病であれば血尿が消えたとき、関節炎なら関節の炎症が治まり炎症マーカー（CRP）が陰性になったとき、アトピーなどの皮膚疾患なら皮膚の症状が軽快したときなどです。

ただし慢性上咽頭炎の治療を続けて慢性上咽頭炎そのものは改善したのに、二次疾患の症状が消えなかったり、よくならなかったりしたら、その疾患の原因は慢性上咽頭炎にあるのではなく、ほかの部位に病巣感染の原病巣が存在するという可能性があります。したがって慢性上咽頭炎の治療を3カ月続けても、二次疾患に関連する症状に改善が認められない場合は、原則として治療を終了します。

また、慢性上咽頭炎は治療によっていったん症状が改善しても、上咽頭が空気の通り道であるかぎり、症状が再発する可能性はつねにあります。

摘出することで病巣がなくなって再発しない扁桃の病巣感染とは違って、二次疾患の原病巣が慢性上咽頭炎にある場合、どうしてもこの再発という問題は避けて通れません。

現在のところ慢性上咽頭炎が再発したとき、どの程度の割合で二次疾患も再発するのかというデータがないため、それについては述べられませんが、今後は科学的根拠となるデータの蓄積が必要になるでしょう。

ただ、いまの段階でできることは、せっかく治療してよくなった慢性上咽頭炎を、再び悪化させないようにする工夫です。次章では、慢性上咽頭炎を悪化させないためのさまざまな予防策について紹介します。

第5章

慢性上咽頭炎を予防するにはどうすればいいか

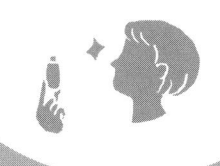

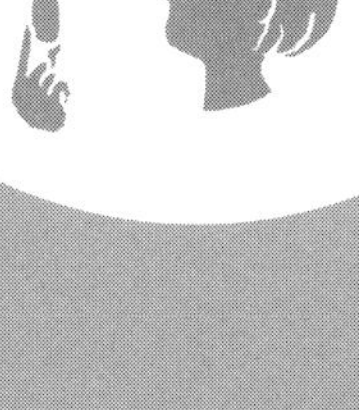

上咽頭は健康を測るリトマス試験紙

　これまでお話ししてきましたように、上咽頭は免疫システムや自律神経と深い関係をもち、アレルギー疾患の発症をも左右する、私たちの健康を測るリトマス試験紙のような役割を担っている部位です。これまでほとんど注目されなかった部位ですが、私たちが健康でいるために、たいへん重要な場所である、ということをおわかりいただけたと思います。

　上咽頭はつねに炎症を起こしている部位ですが、それは呼吸をしなければ生きていけない私たちの身体の構造上、避けて通れないことです。ただ、この炎症が生理的な炎症状態であれば何も問題はないのですから、いかにしてこの炎症を病的な炎症にしないようにするか、そこが重要です（85ページイラスト参照）。

　つまり、上咽頭を生理的な炎症の状態に保ち続けることが、免疫力の高い、ストレスに強い、健康な体をつくることにつながるのです。

　病的炎症になる原因としては、①上咽頭にウイルスや細菌が侵入し炎症を起こす、

②寒さやストレスなどが原因で炎症を起こす、の二つがあります。これらを予防できれば、健康な生活を送ることができるのです。

逆に言えば、慢性上咽頭炎の兆候が見えたときにすぐ対処をすれば、病状は大事に至らずに済むということで、上咽頭はまさに健康を測るリトマス試験紙なのです。

これから慢性上咽頭炎を予防するための、さまざまな方法を紹介していきます。新しい生活習慣として取り入れていただければ、きっと健康で、快適な生活を送ることができるようになると思います。

何はなくとも禁煙する

喫煙の害については、いまさら繰り返す必要がないと思いますが、私の印象では、喫煙者のほとんどの方がひどい慢性上咽頭炎を患っています。

喫煙が有害であることには異論がないと思いますが、タバコの煙には4000種類以上の化学物質が含まれていて、タバコを吸うことで、その煙が口腔内に充満し、上咽頭粘膜に刺激を与えるのです。その結果、刺激を受けた繊毛上皮細胞が反応し、リンパ球を刺激し、慢性上咽頭炎の病的炎症が悪化します。

実際に患者さんを治療した経験からも、愛煙家の慢性上咽頭炎は治りにくいことがわかっています。とくに病巣感染と深い関係があることで知られる掌蹠膿疱症《しょうせきのうほうしょう》の患者さんの8割が喫煙者といわれています。ＩｇＡ腎症の患者さんでも、扁摘パルスを行っても血尿が消えない人には喫煙者が多いですし、タバコがやめられない人は慢性上咽頭炎も治りません。

このほか、喫煙が発症率を上げることが確認されている病気には、下肢の血管がつまるバージャー病、歯周病、原因不明の特発性間質性肺炎、肺気腫、動脈硬化、心筋梗塞、糖尿病性腎症、慢性腎炎、肺がんなどがあります。タバコを吸うとなぜ、血管の病気など、タバコの煙が直接的に悪さをするとは考えられない呼吸器系以外の病気も生じやすくなるのか、いろいろ原因はいわれていますが、本当のところはまだはっきりとは解明されていません。こうした疾患の中には、慢性上咽頭炎が関与しているものが少なからずあると私は考えています。

以上のことからも、健康になりたいなら、まずは禁煙を心がけてみてください。

きれいな空気を吸う

上咽頭に炎症を起こさせないためには、できるだけきれいな空気を吸うようにすることが大切です。

かつての高度成長時代には「川崎ぜんそく」、「四日市ぜんそく」など、大気汚染による公害が喘息の原因になった時代もありましたが、汚染された空気を吸っていると上咽頭の炎症は悪化します。

実際、2001年9月にアメリカで起きた同時多発テロ事件のあと、ニューヨーク・マンハッタン島南部では喘息の患者が急増しました。過去にも、1991年の湾岸戦争ではクウェートで600カ所以上の油井が炎上、1カ月後その地域では喘息などの呼吸器疾患の患者が急増しました。また1995年1月の阪神淡路大地震のあとには、一時的に同地域で、全身の血管が炎症を起こす全身性血管炎の患者が増加しました。

空気中に大量のほこりが舞ったり燃焼排ガスが発生したりといった大気汚染がアレルギー疾患に深く関係することは、すでによくわかっています。であるならば、大気汚染が上咽頭炎を悪化させることも容易に想定できると思います。

また、大気汚染ばかりでなく、室内のほこり、ダニ、花粉などもアレルギー性鼻炎やアトピー性皮膚炎、喘息などのアレルギー疾患をひきおこします。

先述のとおり、慢性上咽頭炎が悪化するとアレルギーを生じる反応が過敏になります。したがって慢性上咽頭炎を悪化させないためには、空気の悪い場所には近寄らない、掃除の回数を増やしてほこりやダニなど、室内からアレルゲンを減らす、ダニの巣といわれるぬいぐるみを増やさない、布団の掃除も欠かさないなどをふだんから心がけることが大切です。こうした毎日の小さな積み重ねが慢性上咽頭炎の悪化を防ぎ、結果として健康な生活を手に入れることができるのです。

鼻うがいを習慣づける

昔から風邪などの流行病の予防には、「鼻飲法」つまり「鼻うがい」が励行されていました。ふだんから冷たい水で鼻うがいをすると、上咽頭の鍛錬になって風邪がひきにくくなるといわれています。

鼻から水を入れて口から出す、あるいはそのまま飲み込む。

たったそれだけですが、確かに理論上は口からうがいするよりも、はるかに効果的なはずです。なぜならつねに空気にさらされ、ほこりやウイルスや細菌などが付着する可能性の高い上咽頭を直接水で洗い流すのですから、口腔だけを洗ううがいより効果が高いことはおわかりいただけると思います。

しかし、鼻うがいの難点はその難しさです。

水道水を鼻から入れると頭にツンときて痛みすら感じますが、生理食塩水を使ってのうがいなら、さほど違和感はありませんから、それほど時間がかからずに慣れることができるでしょう。

スポイトを使って鼻から入れた生理食塩水がのどの奥にたれてくるぐらいの量の生理食塩水を鼻に入れる方法が、簡単で違和感もなく、おすすめできる方法です。その際、頭を60度くらい後ろに下げてやることがポイントです（129ページイラスト参照）。朝の洗顔や、夜の入浴のときなど、決まった時間に行い、毎日の習慣にするように心がけると良いでしょう。ただし鼻洗浄直後は鼻をかまないように。

首を冷やさない、首のこりをとる

風邪のひき始めに首を温めるとよいことはよく知られています。長ネギを細かく刻み、手ぬぐいで包んで熱湯をかけ、人肌に冷めたら首に巻くというネギの温シップは、昔から行われている民間療法です。

上咽頭炎があると耳下部の筋肉が緊張することは先ほどお話ししましたが、首を温めるとこの筋肉の緊張、つまり〝こり〟がほぐれます。そして、首を温めることで、慢性上咽頭炎のさまざまな症状が軽減します。

首を温めることの効果については、『首を温めると体調がよくなる』（松井孝嘉著／2010年アスコム刊）でも詳しく紹介されています。

松井氏によれば首の上半分を冷やすとすぐに風邪の症状が出て、さらに首全体を冷やすと首のこりが生じて、「首こり病」になるとしています。松井氏の言う「首こり病」とは、①筋緊張性頭痛と一部の片頭痛、②めまい、③自律神経失調症、④パニック発作、⑤新型うつ、⑥頸椎捻挫、⑦更年期障害、⑧慢性疲労症候群、⑨ドライアイ、⑩

多汗症、⑪機能性胃腸障害、⑫血圧不安定症などで、首を温めるとこうした症状が消えるといいます。

本書をここまで読んでくださった読者の方には、ピンと来るものがあると思います。50年以上前と現在では病気の呼び名は変わっていますが、松井氏が指摘している首を冷やしたときに起こる症状は、かつて山崎氏、堀口氏らが報告した鼻咽腔炎（**慢性上咽頭炎**）により生じる症状そのものといえます。松井氏は上咽頭炎については調べていないようですが、「首こり病」の根本的な原因に慢性上咽頭炎があることが少なくないのではないかと私は考えています。

また松井氏は、「首こり病」は天候が悪くなる前に症状が悪化し、気圧と密接な関係があると推察していますが、これも50年も前に山崎氏が鼻咽頭症候が起こる誘因の一つとして、気象変化前を挙げていたこと（67ページ参照）を思い出してください。

つまり松井氏が提唱する「首こり病」は、まさに慢性上咽頭炎そのものであり、首を温めるとさまざまな不快症状が治るという松井氏の主張は、首を温めれば慢性上咽頭炎が軽快して、その結果、さまざまな自覚症状が改善するという見方もできると思います。

首を温める方法としては、ドライヤーで温める、温湿布、ホットタオルなどさまざまな方法がありますので、ご自分に合った方法を利用されるといいでしょう。

さらに、襟の大きく合いた洋服は着ないようにする、首にスカーフを巻くなど、ふだんから首を冷やさない工夫をする必要があります。冬場だけでなく、夏場はかえって冷房で冷えを増幅させやすくなりますので、ガーゼマフラーやタオルマフラーなどを常備するようにしましょう。

一方、首のこりが原因で起こるさまざまな疾患については、『「首の後ろを押す」と病気が治る』（松久正著／2010年マキノ出版刊）でも紹介されておりますが、この本を見ると松久氏が指導する首を押す場所は、慢性上咽頭炎の診断に首の触診を取り入れている杉田先生が押す場所（120ページイラスト参照）と、ほぼ同じであることがわかります。つまり慢性上咽頭炎があると首の筋肉が緊張し、こりが生じるので、この場所のこりを取れば上咽頭の炎症も軽減することが想像されます。ならば首のこりがひどいときには、軽く首のマッサージをしてもいいでしょう。ただし強くもみすぎると、かえって首を傷めることになりますので注意してください。

口呼吸をやめる

慢性上咽頭炎を悪化させる大きな要因として、口呼吸があることも忘れてはなりません。

口呼吸とは、口を閉じて鼻で呼吸をする鼻呼吸ではなく、口を開けて口で呼吸をすることです。口で呼吸することがなぜ問題なのかというと、口から入る吸気は鼻から入る吸気と異なって、加温と加湿がされないばかりでなく、鼻毛や繊毛による浄化作用も受けずに直接、中咽頭→下咽頭→気管へと向かうからです。そしてその空気の一部はそのまま上咽頭にも入ります。ミント系の飴をなめるとミントの爽気が鼻に抜けていきますが、これがまさに口腔から入った吸気の一部が上咽頭に抜けているということです。

ふつうに鼻から呼吸をしていても上咽頭はほこりやウイルスなどの影響を受けて炎症を悪化させやすい部位であるのに、口呼吸によって加温も加湿も浄化も受けていない吸気が上咽頭に入ってくれば、より炎症を悪化させやすい環境をつくり出してしまうことになります。

口呼吸が健康によくないということは、最近では一般の人たちにもかなり知られるようになってきましたが、残念ながら医学界では現在でもまったくと言っていいほど重要視されておらず、一部の歯科医師によってのみ、その重要性が議論されています。そのため、現状では医学系の学会が認定するような、しっかりとした診断基準はありません。

ここで一般に指摘されている口呼吸をする人の特徴を紹介します。

①ふだん気がつくと口が半開き状態である。
②下唇が厚くて（**たらこ唇**）、かさかさ乾燥している。
③下あごが小さく後退していて、歯並びが悪い。
④口を閉じたときに、舌の先が歯の裏についている（**正常では舌の先は上あごにつく**）。
⑤口の両側が下がっている（**たるみのある表情**）。
⑥口を閉じると下あごに梅干しのようなシワができる。
⑦朝起きるとのどがひりひりする。

⑧クチャクチャと音を立てて食事をする。

国際的に見ても日本人は口呼吸をする人の割合が多く、最近さらに増えているといわれています。

その原因として、戦後、急速に普及した食の欧米化、とくにファストフードに代表される軟らかいものを好む食習慣が挙げられます。この食習慣の変化により、日本人の咀嚼回数は急激に減少し、その結果、あごや歯列弓《しれつきゅう》が小さく脆弱化してしまいました。また一部の育児書により、おしゃぶりを悪とする考え方が広がり、まったくおしゃぶりをしゃぶらせなかったり、早くやめさせたりするようになったことなども、口呼吸をする人が増えた原因ではないかと指摘されています。加えて、私は日本語のもつ言葉の特徴も関連していると考えていますが、その理由については後述します。

また、IgA腎症の患者さんは口呼吸の習慣をもっている方が圧倒的に多く、誤解を恐れずに言うと、私は「IgA腎症は口呼吸病である」と考えています。この考えを裏づける一つのエピソードをご紹介しましょう。

以前、長野県で太田歯科医院を開業されている口呼吸に詳しい太田宅哉先生（日本大学松戸歯学部・松本歯科大学講師）が東京・大久保病院の私のIgA腎症外来に見学に来られました。せっかくの機会なので太田先生には専門的立場から口呼吸という視点で約20人のＩｇＡ腎症患者さんを一緒に診ていただきました。すると驚くべきことに一人を除いて、すべての患者が口呼吸の習慣であることが判明しました。しっかりと鼻呼吸をしていると判断された唯一の患者さんは実はＩｇＡ腎症ではなく、ＡＮＣＡ関連血管炎という別の疾患でした。それまでもＩｇＡ腎症の患者さんには口呼吸の方が多いなと、日ごろ診療をしながら感じてはおりましたが、太田先生の診断結果は驚きでした。

ＩｇＡ腎症の発症頻度は国により差異があり、日本を筆頭にアジアで多く、欧米ではフランス、イタリアに多く、概して英語圏には少ないという傾向が見られます。この原因はどこにあるのでしょうか？　外国を旅するとわかりますが確かに英語圏、ドイツ語圏、ロシア語圏の人々は口呼吸の習慣の人が少ないと感じます。

では、口呼吸になりやすい日本人の言葉とはどのような特徴があるのでしょうか？日本語と比較すると英語にはｐ、ｍ、ｖ、ｆといった口唇に力が入る言葉と、〝θ〟(thing, thanksなど)、〝ð〟(the, thenなど)といった舌先を歯に挟むような舌先が緊張する言葉が存在します。日本語にも「ぱぴぷぺぽ」や「まみむめも」など少しは口唇に力が入る言葉がありますが、英語のp、mの発音時に入れる力加減には比べようもありません。

舌の位置や口輪筋の運動は口呼吸と密接に関係しますが、発音時にそのような運動の少ない日本語は、口呼吸に陥りやすい言語ということができそうです。

口呼吸を直す体操

このようにさまざまな原因が重なって、現在の日本では口呼吸をする人が増えていると考えられますが、訓練をすれば口呼吸は克服できます。この項では自分で簡単にできる、口呼吸矯正法を紹介しましょう。

まずは食事の際、よく噛むことを習慣づけましょう。

回数としては一口30回以上、噛むことを歯科医師は推奨しています。早食いをしないで、よく噛んで食事をするコツは、「一口の塊を、念を入れて十分に噛んで砕いて、口の中で撹拌して、唾液とよく混ぜ、ドロドロになるまで噛んで、噛んで、噛みぬく」ことです。そして、意識的に飲み込もうとはせず、喉が自然に開いて咀嚼された食物

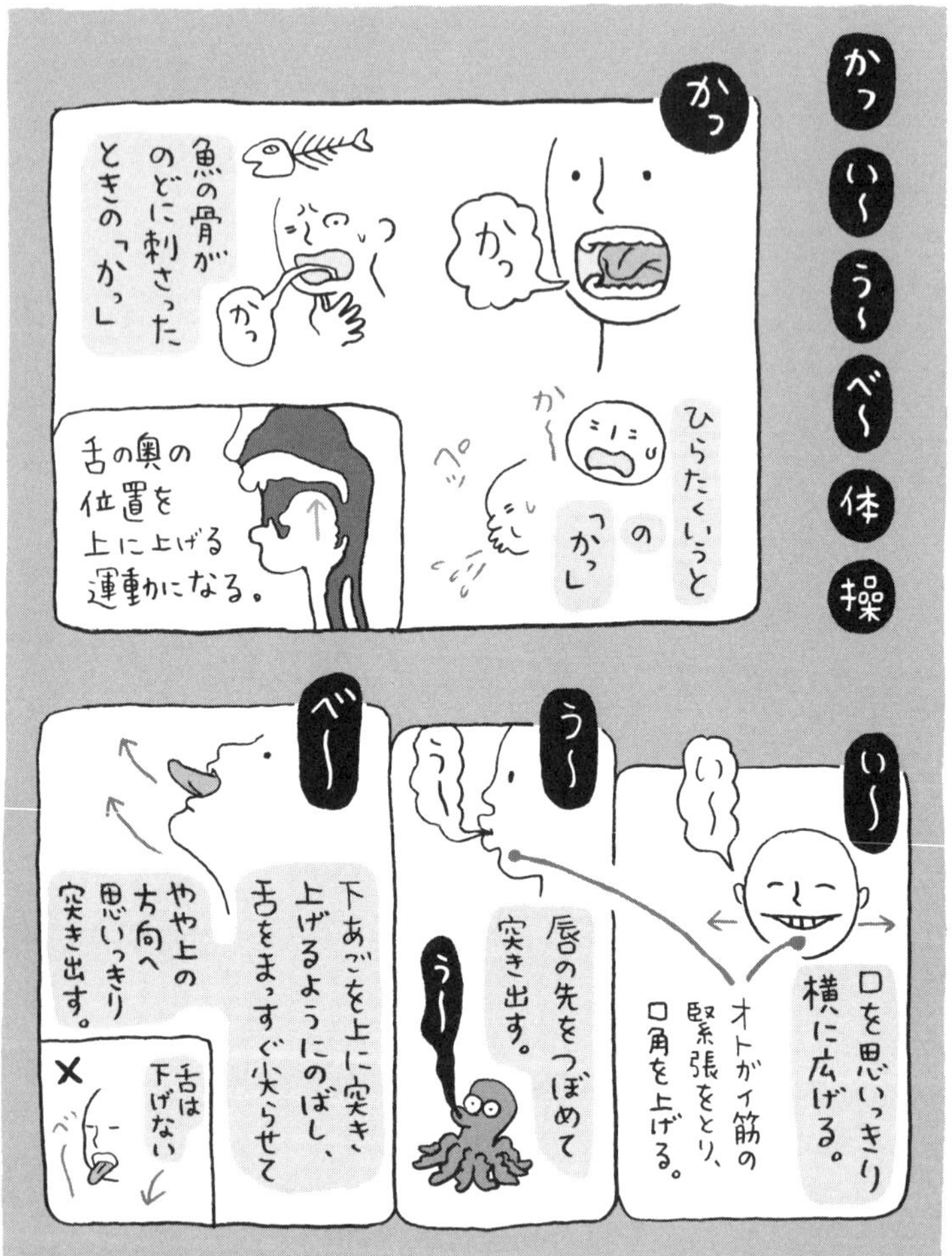

かっ
いー
うー
べー
体操
かっ
かっ
魚の骨がのどに刺さったときの「かっ」
かっ
ひらたくいうとの「かっ」
かー
ペッ
舌の奥の位置を上に上げる運動になる。
いー
いー
口を思いっきり横に広げる。
オトガイ筋の緊張をとり、口角を上げる。
うー
うー
唇の先をつぼめて突き出す。
うー
べー
下あごを上に突き上げるようにのばし、舌をまっすぐ尖らせて
やや上の方向へ思いっきり突き出す。
×
舌は下げない
べー

が自然に流れ込むのを待ちましょう。決して水などで食物を流し込むようなことをしてはいけません。

次に口呼吸を直すための体操を三つ紹介します。

口呼吸の習慣のある人は、口輪筋の閉鎖力**（口の周りの筋肉の口唇を閉じる力）**の低下と、舌の先の位置が低く、舌根が下後方にあるという特徴があります。最初に紹介する体操は、こうした問題を治すのに効果のある「かっ、い〜う〜べ〜」体操（**右イラスト参照**）です。これは今井一彰先生（福岡市みらいクリニック院長）が考案した「あいうべ」体操をベースに、元開富士雄先生（横浜市青葉区げんかい歯科医院長、横浜市保育歯科医）が改良した体操です。

この体操を一日30回行うようにしましょう。すると口輪筋が柔らかくなり、舌の先の定位置が歯の後ろではなく上あごにつくようになり、舌位置が正常化し、自然に鼻で呼吸するようになります。また下あごや頬のたるみも改善されるため、美容的にも喜ばれているようです。

二つ目の体操は、やはり元開先生が考案した運動で、舌を軽く上あごに吸い付け、舌を面として吸い付けたまま、口を開けて鼻で大きく息を吸い、口を閉じて鼻から息を吐きます（左イラスト参照）。これを30回繰り返します。この方法なら、鼻呼吸で深呼吸をすることができます。

三つ目の体操は、前述した太田先生が考案した「ぶくぶく」体操で、口に少し水を含み、鼻の下を膨らませるようにして首を上にそらし、口の中で水をグチュグチュして、最後に口をしっかりと閉じた状態のままごっくんと飲み込みます（左イラスト参照）。この運動により、口輪筋を柔らかくすると同時に、舌を下後方に引っ張っている筋肉（舌骨舌筋）を緩めます。これは1日5回程度行います。

これらの運動を続けていると知らず知らずのうちに鼻の通りが良くなり、口を閉じたときに無意識の状態でも舌の先が歯の裏ではなく、ちゃんと上あごについているようになります。ふだんから舌の先が上あごについているかを確認し、上あごに舌の先がつくように意識することが口呼吸を是正する第一歩です。

もし読者のみなさんが先ほど紹介した口呼吸をしている人の特徴に当てはまらなくても、朝起きたときにのどがひりひりする場合は、寝ているときに口呼吸をしている可能性が高いといえます。そのような人は、口にテープを貼って寝てみてください。朝起きたときにテープがはがれていれば、それは口呼吸をしている証拠となります。

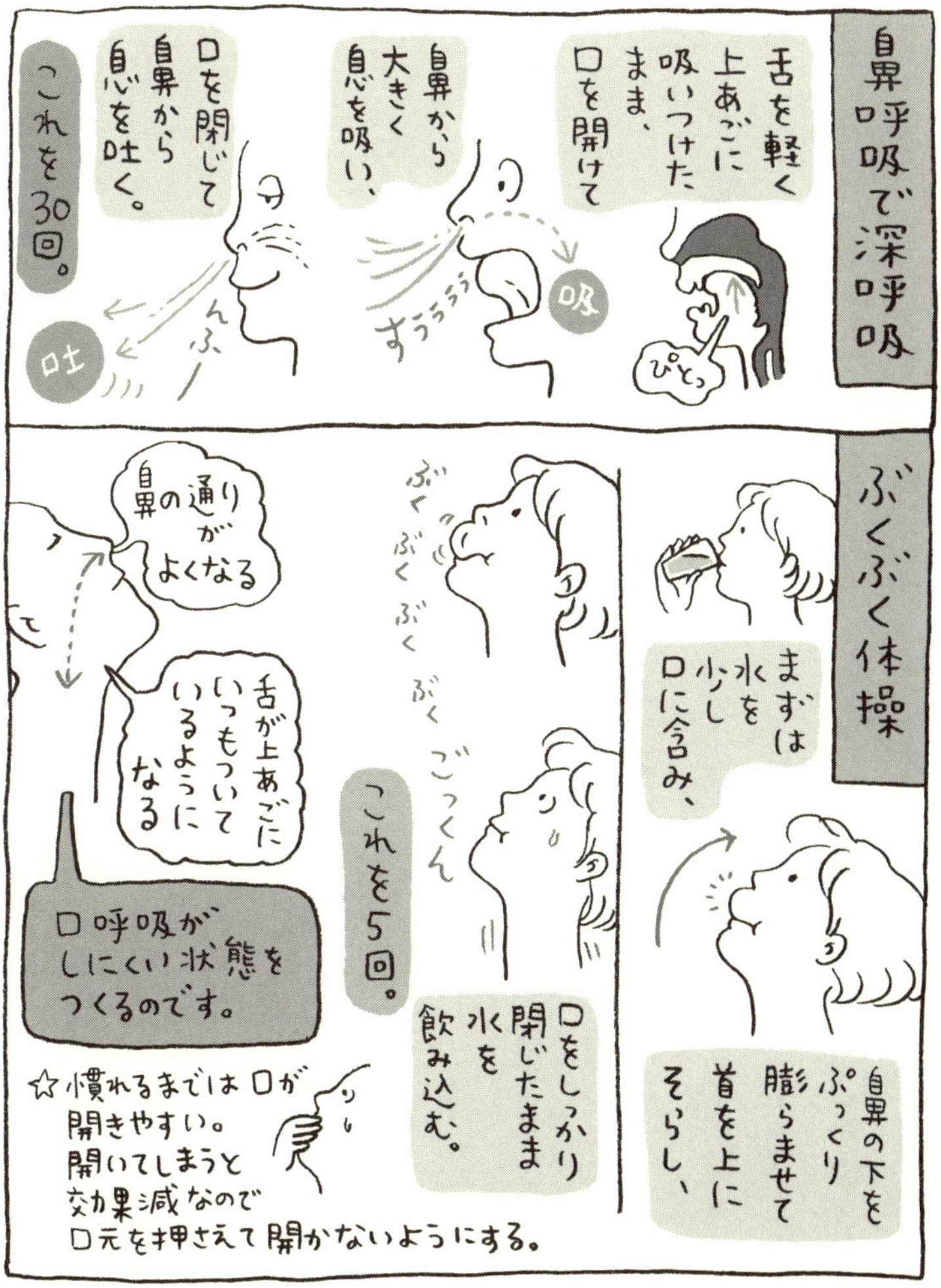

鼻呼吸で深呼吸
舌を軽く上あごに吸いつけたまま、口を開けて
ぴとっ
鼻から大きく息を吸い、
すううううう
吸
口を閉じて鼻から息を吐く。
んふー
吐
これを30回。
ぶくぶく体操
まずは水を少し口に含み、
鼻の下をぷっくり膨らませて首を上にそらし、
ぶくぶくぶくぶく
ごっくん
口をしっかり閉じたまま水を飲み込む。
これを5回。
鼻の通りがよくなる
舌が上あごにいつもついているようになる
口呼吸がしにくい状態をつくるのです。
☆慣れるまでは口が開きやすい。開いてしまうと効果減なので口元を押さえて開かないようにする。

口に貼るテープとしては、皮膚への刺激が少ない市販の紙絆創膏**（優《ゆう》肌《き》絆《ばん》、サージカルテープなど）**がおすすめです。

紹介した口呼吸を治す体操を続けながら、口テープをして寝ていれば、次第に「鼻の通りがよくなった」「喉の調子がよくなった」「風邪をひきにくくなった」といった実感をもつようになるはずです。

ストレスのたまらない生き方をする

上咽頭はストレスに弱い部位です。その証拠に、強いストレスを受けると、とたんに炎症が悪化します。また反対に、上咽頭炎があると自律神経のバランスが崩れて、さらにストレスに対して弱くなるという悪循環を起こします。

これは上咽頭が空気の通り道としてはストレスの中枢である脳の視床下部にもっとも近い場所に位置している**（17ページイラストを見てもわかるように、上咽頭と脳下垂体、視床下部は蝶形骨洞を挟んで隣接しています）**ことに関係しているかもしれません。実際、強いストレスを受けて上咽頭炎が急激に悪化したために、体に不調をきたすということはよく起こっています。私の周りで実際に起こった、ストレスが原因で上咽頭炎が悪化した事例を紹介しましょう。

私の友人Hさんは会社からの帰宅途中、車が大破するほどの事故を起こしてしまいました。エアバッグが作動して幸いHさんは軽症で済んだのですが、事故から数日後、突然体に湿疹が出始めました。抗アレルギー剤を服用すると多少症状は軽くなるのですが、完全に消えることはなく、慢性化していきました。また、事故後、私は、Hさんが以前より咳き込むようになったことに気がつきました。そこでHさんを説得して上咽頭に塩化亜鉛を塗布してみると、綿棒にはべったりと血液が付着し、Hさんは悲鳴をあげるほどの痛みを感じました。つまり上咽頭にひどい炎症があったのです。

そこでHさんは、週2回の塩化亜鉛塗布治療と1日2回、朝晩の塩化亜鉛点鼻治療を続けることにしました。治療を続けるうちに、Hさんの塗布時の痛みはどんどんなくなり、綿棒にも血液がつかなくなったのです。およそ3週間治療を継続しましたが、湿疹は完全に消え、抗アレルギー剤の服用も中止することができました。

これは、Hさんを突然襲ったストレスが上咽頭炎を悪化させ、その結果、上咽頭炎が病巣炎症の原病巣となり二次疾患である慢性湿疹を発症させた典型的な事例です。

ここまでひどくはなくても、読者のみなさんの中にも強いストレスが加わったときに、咳が出やすくなったという経験をおもちの方は少なくないと思います。咳が出やすくなるのも、上咽頭炎の悪化のサインの一つです。

現代社会を生きている私たちは、ストレスを避けて生きていくことはたいへん難しいことですが、ストレスが強すぎるな、と感じたときにはクヨクヨ悩まず、とにかく寝ることです。そして、寝る前には必ず鼻うがいをし、首を温めましょう。そうすればストレスによる上咽頭炎の悪化を食い止めることができるはずです。

ちなみに、上咽頭炎は精神的ストレスだけでなく、肉体疲労でも悪化します。

2010年の夏は全国で熱中症による死亡者が相次ぐほどの記録的猛暑となりましたが、ある猛暑日、友人のクリニックを手伝いに行ったところ、暑さによると見られる食欲不振、上腹部不快感、吐き気、下痢、頭痛を訴える患者さんが5人来院しました。そのうち2人の患者さんは軽い発熱もあり、患者さんはみなさん、「暑さにやられた……」とげっそりとした表情で私の前に座っていました。

ふつうは急性胃腸炎と診断して胃腸薬の投与で済ませてしまうところでしたが、頭痛を訴える患者さんもいたので、もしやと思い、上咽頭の塩化亜鉛塗布を行いました。

すると、すべての患者さんに激しい上咽頭炎を認めたのです。脱水症状のある患者さんには補液（輸液）も行い、体調が元に戻るのには数日を要しましたが、すべての患者さんの消化器症状が1回の塩化亜鉛塗布治療のあとに明らかに改善しました。

まさに上咽頭は健康度を測るリトマス試験紙なのです。

免疫力を高める食事が上咽頭炎の悪化を予防する

慢性上咽頭炎を悪化させないためには、免疫力を落とさないようにすることが不可欠です。食事と免疫力には深い関係がありますが、前述の山崎氏は1960年代初頭に、すでに動物性タンパク質、脂肪の過剰摂取と野菜不足が慢性上咽頭炎を悪化させる原因であると言及しています。こうした偏った食事は免疫力を低下させるというのです。

山崎氏は論文の中で、食パンやケーキなど、西洋食を常食とする人は鼻咽頭症候（慢性上咽頭炎）になりやすく、食事が肉類、油っぽいものに偏ってはいけないと警告しています。つまり、身体を酸性化させずにアルカリ性化させる食品を摂取することが、免疫力を高めるためには重要であるということです。
以下に積極的に摂取したほうがいい食品、控えたほうがいい食品を列記します。
積極的に摂取したほうがいい食品
・昆布、ワカメなどの海藻類
・ニンニク、大豆、長ねぎ、玉ねぎ、にら、しょうが、白菜、にんじん、ブロッコリー、大根、キャベツ、トマトなどの野菜
・イチゴ、柿、バナナ、みかん、グレープフルーツ、リンゴ（ただし、皮をむいたらすぐに食べる）などの果実
・アジ、サバ、イワシなどの青背魚
控えたほうがいい食品
・肉類、乳製品の摂取は控えめにする
・加工食品、砂糖、甘いお菓子
大切なことは、偏食をせず、野菜を中心に、いろいろな食品をまんべんなく食べることです。

第6章

上咽頭炎 何でもQ&A

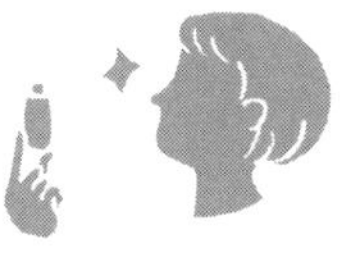

Q1

スギ、ヒノキ、カモガヤ、ブタクサ……など
いろいろな花粉症をもっています。年々症状がひどくなり、
いまでは一年中、抗アレルギー剤を飲んでいます。
薬を飲みながら上咽頭炎の治療をしても
大丈夫ですか。

A 上咽頭炎の治療と薬を併用しても問題ありません。

塩化亜鉛による治療も、そのほかこの本で紹介した溶剤による鼻洗浄でも、上咽頭炎の治療をしながら抗アレルギー剤を服用しても、なんら問題はありません。実際、上咽頭炎治療を行うことで、抗アレルギー剤を減らせる例は少なくありません。中止できる例もあります。

Q2 ４歳の子どもの喘息がひどくて困っています。子どもに上咽頭炎の治療をしてもいいですか。

A 子どもにも上咽頭炎の治療は可能です。

この本でも何度もお話ししてきましたが、上咽頭炎の治療をすることで、喘息が起こりにくくなることはしばしば経験されていますから、試してみる価値はあるでしょう。しかし、上咽頭に強い炎症があると、塩化亜鉛の局所治療は痛くて辛いものであるので、４歳の子どもに塩化亜鉛塗布治療を続けることは容易ではありません。また、４歳では、鼻で吸って口から出す、鼻うがいを行うのも、やはり難しいと思います。簡単に行える治療としては、梅エキス（ミサトール リノローション）などの鼻洗浄がおすすめです。子どもが比較的嫌がらずに続けやすいという点からも良いと思います。

また、このようなお子さんはたいてい口呼吸の習慣をもっています。口呼吸を鼻呼吸に替えるだけでも喘息に好影響を与えます。それには、鼻呼吸の習慣を獲得する口の体操が役立ちます（153ページ参照）。

Q3 塩化亜鉛はどこで手に入れることができますか？

A 個人で入手することはできません。

上咽頭炎の治療に欠かせない塩化亜鉛ですが、残念ながら個人で入手することは不可能です。また、薬事法で劇物指定されているため、医師の指導がないと使うこともできません。上咽頭の治療には塩化亜鉛1％溶液（**私は0・5％溶液を使います**）を使いますが、この調剤は薬局などに頼んでやってもらわなければなりません。そのようなこともあり、塩化亜鉛を常備する耳鼻咽喉科そのものがかなり少なくなっているのが現状です。

Q4 2交代制の工場で働いているので、生活が不規則です。数年前から、慢性じんましんや大腸炎に悩まされていますが、薬を飲んでも治りません。上咽頭炎の治療をすれば、生活が不規則でも症状はよくなりますか。

A 治療を続けながら、なるべく規則正しい生活を心がけてください。

上咽頭炎は、不規則な生活やストレスでもひきおこされます。また、上咽頭炎が治すことが難しい慢性のじんましんや大腸炎の引き金になっている可能性は十分に考えられます。まずは耳鼻咽喉科を受診して、上咽頭炎があるかどうかを調べてみてください。近くに慢性上咽頭炎治療をしてくれる耳鼻咽喉科がない場合は、120ページで紹介した耳の後ろの張りをチェックしてみましょう。上咽頭に炎症があれば、ここを押せば圧痛を感じるはずです。できればしっかりと治療をし、なるべく規則正しい生活を心がけてください。また、鼻うがいはご自分で簡単にできるので試みる価値があると思います。

Q5 口呼吸かもしれませんが、一人暮らしなので、睡眠中、口を開けて口呼吸で寝ているかどうか、様子がわかりません。寝ている間に口呼吸をしているかどうか、どうすればわかりますか。

A 朝起きたとき、のどがひりひりする人は、口呼吸の可能性が高いです。

毎朝、起きたときにのどがひりひりとする人は、睡眠中、口呼吸をしている可能性が高いと考えられます。口を開けて寝ているかどうかを確かめるために、絆創膏を口に垂直に貼って寝てみましょう。朝起きたとき、絆創膏が口からはがれていたら、睡眠中の口呼吸が疑われます。口に貼る絆創膏は、1㎝幅の紙絆創膏で大丈夫です。口呼吸の疑いがある場合は、絆創膏2本貼るか、幅の広い絆創膏を貼って寝ることを続けてみましょう。続けることで、徐々に鼻の通りがよくなり、朝まで絆創膏がはがれずに眠ることができるようになります。

また、風邪のひき始めには口テープを貼って寝れば、風邪の悪化を防ぐことができます。睡眠中に口呼吸を続けると、浄化されていない冷たい乾燥した空気が、長時間にわたり直接咽頭に流れ込み、一部は上咽頭に入るため、上咽頭炎を悪化させる原因となります。そうならないためにも、鼻呼吸を習慣づけましょう。

Q6 山登りが趣味です。熱中症予防のため暑いときは首を冷やしていますが、上咽頭炎にはよくないのでしょうか。

A なるべく首は冷やさないようにしましょう。

上咽頭は冷えに敏感な部位です。首を冷やすだけで上咽頭炎になります。反対に首を温めることは上咽頭炎の改善に有効です。ですから、熱中症予防のために体を冷やすなら、頭や腋下を冷やすようにして、首の上部は冷やさないほうが良いでしょう。

Q7 ミサトール リノローションで上咽頭炎の治療を続けていますが、いつまで続ければいいのでしょうか。

A 上咽頭炎治療の終了の時期は、治療目的によって異なります。

上咽頭炎治療の目的が健康維持であれば、ふだんから生理食塩水での鼻うがいを習慣にするだけで十分です。たとえ習慣になっていなくても、風邪のひき始めに上咽頭炎の治療を行うことは、早く風邪を治すためには極めて効果的な方法です。

一方、関節炎、膠原病、腎炎、アトピー、喘息などの二次疾患の治療目的で上咽頭炎治療を行っている場合は、その二次疾患の症状の状態によって治療の終了時期は異なります。また、たとえ二次疾患が寛解（**薬を飲まなくてもいい**）状態になっていても、再発予防のためにふだんから鼻うがいなどをして慢性上咽頭炎を悪化させないようにすることは、たいへん意義があります。

Q8 自宅近くの耳鼻科で慢性上咽頭炎の治療をしてもらいたいのですが、どうすればいいですか。

A この本をもって、相談してみてください。

風邪による急性上咽頭炎を起こしている場合は、上咽頭に粘液などが付着しているので、ファイバースコープなどを用いれば診断は容易です。しかし、慢性上咽頭炎の場合、肉眼で判断することはたいへん難しく、よほど診断し慣れていないと正常な場合との判別は不可能です。通常、慢性上咽頭炎を診断するためには塩化亜鉛を塗布した綿棒で擦過する必要があります。これで綿棒に血液が付着していれば、慢性上咽頭炎であると診断されます。しかし、残念ながら「慢性上咽頭炎」という概念が耳鼻科医の中でも十分に普及しているとは言い難いため、慢性上咽頭炎に詳しい耳鼻科医を選ぶことが必要です。180ページから慢性上咽頭炎治療を実施してくれる耳鼻科医院一覧を掲載していますので、ご参照ください。

Q9

いつも鼻がつまっている感じが消えず、鼻水が咽喉へ落ちてきます。耳鼻科に行きましたが「軽い副鼻腔炎ですね」といわれ、抗生物質を処方されました。薬を飲むといったんよくなりますが、また少しすると症状がぶり返します。

A

上咽頭炎の治療を続ければ、副鼻腔炎にもなりにくくなります。

慢性上咽頭炎があると上咽頭の繊毛の働きが悪くなります。そのため、上咽頭より気道の入り口に近い鼻腔、副鼻腔に炎症が起こりやすくなります。副鼻腔炎を繰り返す人は、まず耳鼻咽喉科で副鼻腔炎の治療をきちんと済ませてから、上咽頭炎の治療を始めましょう。副鼻腔に炎症が残っていると、慢性上咽頭炎が治りにくいといわれています。また、慢性上咽頭炎の治療は、上咽頭の浄化機能を高めるので副鼻腔炎になりにくくなることが期待できます。

Q10 喫煙と飲酒がやめられません。どちらか一つだけならやめられそうですが、どちらをやめるべきですか。

A 禁煙をおすすめします。

タバコは上咽頭にとって天敵です。本気で慢性上咽頭炎やそれに伴う二次疾患を治そうと思うのであれば、禁煙は避けては通れません。一方、飲酒は適量であれば問題はありません。ただし、キンキンに冷えたビールは咽頭まで冷やすので、おすすめできません。もちろん飲みすぎはダメです。飲みすぎは体にとってはむしろストレスになり上咽頭炎を悪化させます。二日酔いで頭が痛いというときは、上咽頭炎が悪化していることが多いようです。これは情けない話ですが自分で確かめました。

おわりに　~木を見て森も見る医療

現代の医療は専門分化がどんどん加速する方向に進んでいます。その傾向はこれからも当分の間は変わることはないでしょう。

たとえば腰が痛かったり、膝が腫れたりすると、読者のみなさんは何のためらいもなく整形外科を受診すると思います。ところが、整形外科医の世界では膝の専門家、腰の専門家、肩の専門家、手の専門家、脊髄の専門家など部位別に専門家がさらに分化していて、整形外科と一口に言っても医師や施設によって得意とする分野が異なっています。なぜならば、細分化したほうがよりレベルの高い医療を効率よく行うことができますし、また特殊技能を早く身につけて一流のエキスパートになるためには、いろいろな領域に手を出すよりも、細分化した一つの領域に特化したほうが効率的で成果も上がるというメリットもあるからです。

このような流れは現代の医療が「疾病の局在論」をベースにして、医療レベルの向上と効率化を追求していった必然的な結果といえるでしょう。

しかし、一方で現代の細分化した医療は、しばしば「木を見て森を見ず」と揶揄《やゆ》されます。それぞれの患者さんにとっての最善の医療とは、①長期的に②多面的に③根本的に治療を考えることです。その場しのぎの医療でごまかしてはいけないのです。

「ふだんから頭痛もちで、今日はとくに頭が痛い」と訴える患者さんがいたら、とりあえず鎮痛剤を出すというのはテレビのコマーシャルレベルの「木を見て森を見ない診療」です。患者さんの話をよく聞けば、頭痛以外にも「胃の調子が悪い」「肩こりがひどい」「何もする気が起きない」などの訴えが出てくるかもしれません。そこで首を触診して、耳下部に筋肉の張りと痛みがあれば慢性上咽頭炎の可能性が高いといえます。

そして実際に、上咽頭炎の診断的治療として、塩化亜鉛を綿棒につけて上咽頭に塗布すれば、患者は痛がりますが、治療のあとは頭痛だけでなく患者を悩ましていたさまざまな不快症状からも解放されるかもしれません。その後は、慢性上咽頭炎が悪化しないような生活指導を行い、患者さんがそれをきちんと実践してくれれば、その後の生活の質が変わってきます。

私は対症治療を否定するつもりはありません。日々進歩を続ける対症治療が患者さんの悩みや苦しみを軽減していることは間違いありません。しかし、対症治療のみでは、とくに免疫異常が関連する慢性疾患の患者さんが病気から解放される日は到来しません。

医療が患者さんに最大限の幸福をもたらすためには、患者さんの全体像を俯瞰《ふかん》して、対症治療に加えて、目の前の患者さんに対する根本治療（**病気のもともとの原因から治すこと**）がないだろうかと考えること、すなわち「木を見て森も見る医療」が極めて重要です。今回、私は根本治療の一つとして慢性上咽頭炎治療を紹介しました。

そして読者のみなさんが本書を通じて上咽頭の重要性を知ることで、ご自分で体の不調の根本原因に気づいて、慢性上咽頭炎の治療を試してみようと思っていただけるならば幸いです。たとえ塩化亜鉛塗布をしてくれる医師が近くにいなくても、本書で紹介した自分でできる慢性上咽頭炎の対策を行えば、不快症状の軽快が期待できると思います。

本書は古くて新しい概念である慢性上咽頭炎の重要性を、内科医の視点から記述したものです。本書がアレルギー性疾患や免疫疾患をはじめ、多くの治療が困難な疾患に悩んでいる患者さんの治療や日常生活に役立つことを願っています。そして、将来、病的な慢性上咽頭炎をふだんから予防する生活習慣が、国民の間に定着して、さまざまな慢性疾患におちいる患者さんの数が減少し、対症療法のために莫大な医療費が投入されているわが国の医療の現況が好転する日が到来することを願っています。

稿を終えるにあたり、最初に本書の執筆をすすめてくれた梶葉子さんに感謝します。また、わかりやすいイラストを描いてくれた川口澄子さんに感謝いたします。そして、本書の出版のために日夜奔走していただいた角川マーケティングの内田朋恵さんへ心からの深謝を申し上げます。

２０１１年2月

堀田　修

【書籍】

堀口申作『Bスポットの発見』光文社　1984年
松村龍雄『食物アレルギーと病巣感染がひきおこす小児難病の治療と研究』中山書店　1992年
西原克成『健康は「呼吸」で決まる』実業之日本社　1998年
安保 徹『医療が病いをつくる―免疫からの警鐘』岩波新書　2001年
堀田 修『慢性免疫病の根本治療に挑む』悠飛社　2007年
ジョージ・E・マイニー著、片山恒夫監修、恒志会訳『虫歯から始まる全身の病気』農文協　2008年
堀田 修『IgA腎症の病態と扁摘パルス療法』メディカル・サイエンス・インターナショナル　2008年
今井一彰『免疫を高めて病気を治す口の体操「あいうべ」』マキノ出版　2008年
松久正『「首の後ろを押す」と病気が治る』マキノ出版　2010年
松井孝嘉『首を温めると体調がよくなる』アスコム　2010年
ウェストン・A・プライス著、片山恒夫・恒志会訳『食生活と身体の退化』農文協　2010年

主な参考文献

【病巣感染に関する論文】

Hunter W. The role of sepsis and antisepsis in medicine. *Lancet* 1:79-86, 1911
Billings F. Focal infection:the Lane medical lectures. New York: Appleton and Company, 1916
J Am Dent Assoc 42:617-697, 1951（病巣感染を否定した特集号）
堂野前維摩郷．病巣感染の新観点　特にその成因をめぐって．日本内科学会誌 49:1105-1117, 1960
Hughes RA. Focal infection revisited. *Br J Rheumatol* 33:370-377, 1994
形浦昭克．扁桃病巣感染症の臨床　現状と今後の展望．耳鼻臨床 95:763-772, 2002
飯野靖彦, 堀田 修．IgA腎症診療を激変させた「扁摘パルス療法」．日本医事新報　4494:34-41, 2010

【上咽頭炎に関する論文】

山崎春三．鼻咽頭症候群及び症候と病理学的研究．耳喉 33: 97-101, 1961
岡田素行．慢性関節リウマチと鼻咽腔炎．日耳鼻 79:878-890,1976
堀口申作．全身諸疾患と耳鼻咽喉科，特に鼻咽腔炎について．日耳鼻補 1:1-82, 1966
大野芳裕, 國弘幸伸．上咽頭炎に対する局所療法の治療効果．耳展 42: 50-56, 1999
山野辺守幸, 重野鎮義．鼻咽腔の役割　文献的考察．耳展 47: 460-464, 2004
杉田麟也．上咽頭炎の診断方法と治療：細胞診による病態の把握．口咽科 23:23-35, 2010
杉田麟也．塩化亜鉛溶液の入手法と上咽頭炎の診断・治療．日本医事新報 4502:80-81, 2010
堀田 修．病巣感染としての慢性上咽頭炎の意義．口咽科 23:37-42, 2010

弓削耳鼻咽喉科

〒253-0043
神奈川県茅ヶ崎市元町4-33
tel. 0467-86-8368
http://www.yugejibi.com/
○診療時間　■午前９時30分～12時20分
　　　　　　■午後３時～６時、土曜午後１時～３時
○休 診 日　日曜、祝日、火曜午後、木曜
○予　　約　不要

久我クリニック

〒359-1123
埼玉県所沢市日吉町8-11
tel. 04-2923-8005
○診療時間　■午前９時～12時、土曜～11時
　　　　　　■午後３時～５時30分
○休 診 日　日曜、祝日、水曜、土曜午後
○予　　約　不要

田井耳鼻咽喉科

〒262-0048
千葉県千葉市花見川区柏井1-3-25
tel. 043-259-4577
http://www5b.biglobe.ne.jp/~tanoi/
○診療時間　■午前８時～12時30分
　　　　　　■午後３時30分～６時30分、土曜午後３時30分～５時
○休 診 日　日曜、祝日、木曜
○予　　約　不要

杉田耳鼻咽喉科

〒261-0004
千葉県千葉市美浜区高洲3-14-1　和紅ビル４階401号
tel. 043-279-0511
http://sugita-ent.com/
○診療時間　■午前９時～12時
　　　　　　■午後２時～６時、土曜～4時30分
○休 診 日　日曜、祝日、水曜
○予　　約　不要

島崎耳鼻咽喉科医院

〒400-0858
山梨県甲府市相生2-4-20
tel. 055-235-3434
○診療時間　■午前９時～11時45分
　　　　　　■午後３時～５時30分
○休 診 日　日曜、祝日、木曜、土曜午後
○予　　約　不要

慢性上咽頭炎の塩化亜鉛治療を行っている医療機関

岩渕診療所
〒173-0001
東京都板橋区本町17-1
tel. 03-3961-2413
○診療時間　■午前10時～13時
　　　　　　■午後３時～６時30分
○休 診 日　日曜、祝日、木曜、土曜午後
○予　　約　必要
○備　　考　慢性上咽頭炎の治療は火曜は休診

はぎの耳鼻咽喉科
〒194-0041
東京都町田市玉川学園7-1-6　JUN玉川学園１階
tel. 042-728-8737
http://www.haginojibika.com/
○診療時間　■午前９時～11時45分
　　　　　　■午後２時30分～５時45分
○休 診 日　日曜、祝日、火曜午後、木曜、第１・３・５土曜、第２・４土曜午後
○予　　約　不要（初診時のみ）

大野耳鼻咽喉科
〒197-0024
東京都福生市牛浜158　メディカル・ビーンズ２階
tel. 042-530-8714
http://www.t-net.ne.jp/~ohnoentclinic/
○診療時間　■午前９時～12時30分
　　　　　　■午後３時～６時30分
○休 診 日　日曜、祝日、火曜午前、木曜・土曜午後
○予　　約　不要

もぎたて耳鼻咽喉科
〒213-0011
神奈川県川崎市高津区久本1-2-5　関口第一ビル４階401
tel. 044-865-4187
http://www.mogitate-ent.jp/
○診療時間　■午前９時～12時30分
　　　　　　■午後３時～６時30分
○休 診 日　日曜、祝日、木曜、土曜午後
○予　　約　不要

九鬼耳鼻咽喉科
〒640-8315
和歌山県和歌山市津秦3-26
tel. 073-473-8733　●予約受付tel. 073-475-0688
http://box.e-sun.jp/kuki/
○診療時間　■午前９時30分～12時30分
　　　　　　■午後３時～６時
○休 診 日　日曜、祝日、火・木・土曜午後
○予　　約　不要
○備　　考　慢性上咽頭炎治療は第２・第４木曜午前中のみ

笠井耳鼻咽喉科医院
〒700-0821
岡山県岡山市北区中山下2-5-43
tel. 086-235-9288
○診療時間　■午前９時～12時30分（水曜は～12時）
　　　　　　■午後３時～６時
○休 診 日　日曜、祝日、水・土曜午後
○予　　約　不要（ただし予約可能）

松井病院
〒802-0071
福岡県北九州市小倉北区黄金2-9-14
tel. 093-941-4550
http://www.tensuikai.or.jp/
○診療時間　■午前９時～12時
　　　　　　■午後４時～６時
○休 診 日　日曜、祝日、水曜、土曜、第２・第４火曜
○予　　約　要

みらいクリニック
〒812-0013
福岡県福岡市博多区博多駅東1-13-31　スワン博多ビル６階
tel. 092-415-2153
http://mirai-iryou.com/
○診療時間　■午前９時30分～13時
　　　　　　■午後２時30分～６時30分
○休 診 日　日曜、祝日、月曜
○予　　約　要

ささの耳鼻咽喉科クリニック
〒850-0015
長崎県長崎市桜馬場1-4-17
tel. 095-829-0801
http://www1.cncm.ne.jp/~sasano/
○診療時間　■午前９時～13時
　　　　　　■午後２時30分～６時（土曜は～４時）
○休 診 日　日曜、祝日、木曜午後
○予　　約　不要

にしだ耳鼻咽喉科

〒561-0882
大阪府豊中市南桜塚2-1-10　コープ桜塚1階
tel. 06-4867-3020
http://www.nishiday.com/
○診療時間　■午前9時30分～12時30分（受付は～12時）
　　　　　　■午後4時～7時（受付は～6時30分）
○休 診 日　日曜、祝日、水曜、土曜午後
○予　　約　不要

しおみ耳鼻咽喉科クリニック

〒663-8024
兵庫県西宮市薬師町8-15　薬師メディタウン1階
tel. 0798-64-8711
http://www.shiomi-clinic.com/
○診療時間　■午前9時30分～12時30分
　　　　　　■午後3時30分～6時30分
○休 診 日　日曜、祝日、水曜（2011年7月1日より木曜）、土曜午後
○予　　約　不要

きむ耳鼻咽喉科

〒651-0073
兵庫県神戸市中央区脇浜海岸通2-2-3
tel. 078-242-3387
http://www.hat-mimi.com/
○診療時間　■午前9時～12時（土曜は～13時）
　　　　　　■午後4時～7時
○休 診 日　日曜、祝日、木曜、土曜午後
○予　　約　不要（ただし予約可能）

九鬼クリニック耳鼻咽喉科

〒649-0303
和歌山県有田市新堂56-1
tel. 0737-85-1187
http://www.myclinic.ne.jp/kuki_cln
○診療時間　■午前9時～12時
　　　　　　■午後3時30分～6時30分
○休 診 日　日曜、祝日、木曜、土曜午後
○予　　約　不要

堀田　修（ほった おさむ）

1957年愛知県生まれ
1983年防衛医科大学校卒業
医学博士、日本腎臓学会学術評議員
前仙台社会保険病院腎センター長
2001年にIgA腎症の根治治療である扁摘パルス療法を
米国医学雑誌『Am J Kidney Disease』に発表。
日本のIgA腎症診療が激変するきっかけとなった。
現在、仙台社会保険病院（宮城）、大久保病院（東京）、
成田記念病院（愛知）でIgA腎症専門外来を行う。
IgA腎症根治治療ネットワーク（http://www.iga.gr.jp）代表。
2011年7月に「木を見て森も見る医療」の拠点として
仙台市内に堀田 修クリニック（http://www.hoc.ne.jp）を開設予定。

イラスト　川口澄子（水登舎）
装　丁　モリサキデザイン
編集担当　内田朋恵

〈よくわかる最新療法〉
病気が治る鼻うがい健康法
体の不調は慢性上咽頭炎がつくる

2011年　3月31日　第1刷発行

著　者　堀田　修

発行者　太田　修
発　行　株式会社角川マーケティング
〒105-8455 東京都港区虎ノ門2-2-5 共同通信会館4階
編集部／電話 03-5860-9860
発　売　株式会社角川グループパブリッシング
〒102-8177 東京都千代田区富士見2-13-3
販売部／電話 03-3238-8521
印刷所　共同印刷株式会社

ISBN 978-4-04-731835-9
落丁、乱丁の場合は、お手数ですが角川グループ受注センター読者係までお申し出ください。
送料は小社負担でお取替えいたします。
角川グループ受注センター読者係
〒354-0041 埼玉県入間郡三芳町藤久保550-1　電話049-259-1100（土、日曜、祝日除く9時～17時）